何を食べるかで、あなたが決まる

食事と栄養で心の病が治るワケとコツ

浜野 ゆり
（ホリスティック精神科医）

BAB JAPAN

はじめに

栄養療法で、身体だけでなく心も改善できる――しかもうつ病や統合失調症といった代表的な精神疾患のみならず、現代に増えている各種不安障害（パニック障害、社交不安症障害など）や発達障害にも「治療法」といえるレベルでの改善がありうることを、前著『精神科医の栄養療法』でお伝えしました。

読者の中には「70歳の母親も理解できると喜んでいた」、「ふだんの食生活でこんなに違いが出ると知って驚いた」といってくださる方々もおられました。

当時出ていた一般向けの栄養療法の本では、理論はかなり詳しく述べられているものの、栄養療法的食事法のしかた、特に外食やコンビニを毎日のように利用せざるをえない人に、高タンパク質かつ糖質制限を正しく行なう方法が、あまり説明されていませんでした。このため読者が自分なりの理解で実行したものの、誤解や思い込みで

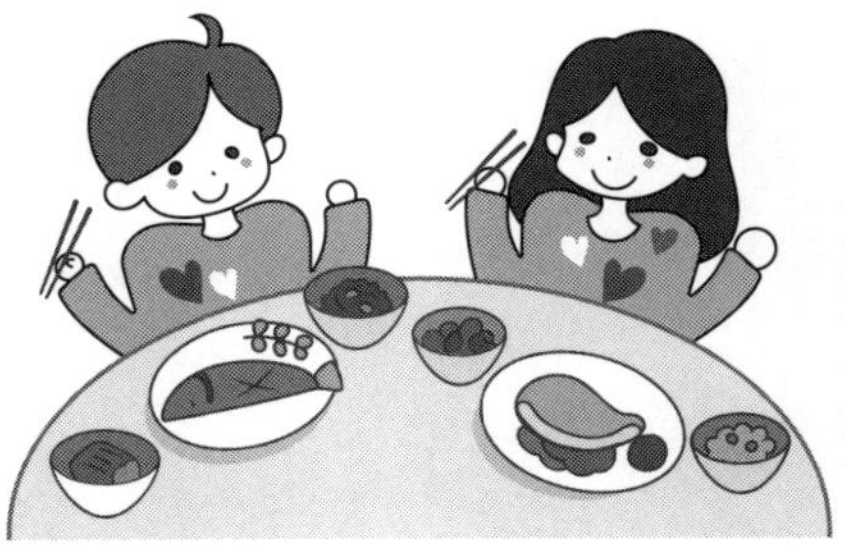

効果が発揮できず、かえって体調不良になってしまった例も見聞していました。

そこで前作を書きました。また、自炊することで栄養療法的なものが食べられるようにと、いくつかレシピも載せました。

あれから10年以上経ち、「糖質制限」は幸いにも一時的ブームに終わらず、現在では多くの人が少なくとも「用語を聞いたことはある」レベルに知られるようになっています。またコンビニ商品や外食チェーンにおいても、一部ですが「糖質制限（または糖質●%オフ）」「ロカボ（ローカーボ＝糖質制限）」をうたう商品が出てきており、時代の変化だなあと、感慨深いものがあります。

ここ数年では特に、豊富なカラー写真を使って美味しそうに糖質制限・高タンパク食のレシピを掲載した書籍やムックも多数出版されたので、少なくともレシピについては、それらの本を使ってうまく取り入れられる人が増えてきていることでしょう。

一方で、次のような間違った糖質制限・栄養療法を行い、心身が不調になってしまう人があとを絶ちません。

・急に糖質断ちしてやせてしまったり、体調や精神状態も悪化してしまう

・「白砂糖は悪いが、黒砂糖やハチミツならヘルシー」などの誤解をしている
・「毎日肉を摂っている」と主張するが、実際には量が全く足りていない

また、以前からサプリメントの開発も進んでいたのですが、ここ10年あまりの間に市場に出回るようになり、一部の栄養療法医療機関まで推奨するようになった「キレート鉄サプリ」が、実は従来ならありえなかった形で深刻な鉄過剰症をつくっている可能性が非常に高いことが、ごく最近になってわかってきました。

さらには、10年前にはまださほど注目されていなかった不調状態、たとえばADHD（注意欠陥・多動性障害）やHSP（非常に敏感なタイプの人）について、「自分もそうではないか。社会になじみづらく、つらい」という声がインターネット上で広まっています。なので、これらの状態についても、栄養療法的な理解と対処法を提供したほうがよいだろうと考え、今回はそのための紙面を増やしています。

現代の、特にある程度都市化された生活では、従来とはまた違った、栄養管理のコツがあります。今回の本ではレシピはあえて載せない代わりに、前述のような新たな課題（問題点）について述べました。

また、自分の食生活は、少なくとも最初のうちは記録しないと内容が把握できず、自分の心身の不調との関係性も見えてきません。このため今回の本でも、食生活の記録テンプレート例を載せました。

ただし、実際には就寝・起床といった生活リズム、日中の活動性、そして何よりも日々の精神状態も記録しておくことが大事です。なぜなら自分を苦しめるような考え方をしている限り、どんなによい療法を学んでも、「絵に描いた餅」になってしまうからです。

そこで今回のテンプレートでは、あなたの毎日の精神状態がどうか、どう考えたら自分を苦しめるのではなく、自分をもっと楽にできるのかを考えるための項目もつけ加えました。これによって自分のストレスの受け止め方の偏りに気づき、自分を楽にする考え方に少しずつでも修正していきましょう。そうすれば、たとえ以前と同様のストレスなできごとが降りかかってきても、以前ほどには動揺しなくなります。自身の心の成長の記録にもなっていくことでしょう。

食事と栄養で心の病が治るワケとコツ　もくじ

［第5章］女性は鉄を、男性は亜鉛を意識して摂る

第7章 うつ、不安、発達障害にも……心に効いた栄養療法事例

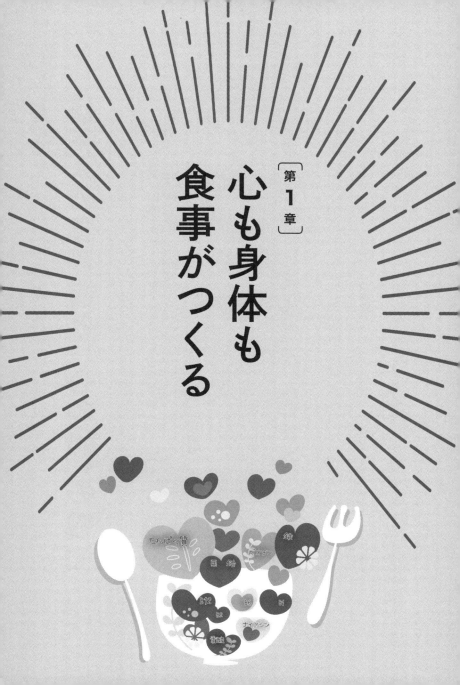

第1章

心も身体も食事がつくる

日本人の食事情と「心の病」の増加

あなたは、「心（精神）は心、身体は身体」と思っていませんか？

確かに、特にここ100年ほどは、日本も生活習慣や価値観、考え方がかなり西洋化され、学校教育も欧米式の「論理的、分析的、物質的」なものがよしとされ、普及しました。

そのおかげで特に結核や日本脳炎といった、日本人の寿命を短くしてしまっていた感染症や、事故や出産といった外傷による死亡率が大幅に減り、その結果、日本人は世界で常に1、2を争う長寿国になることができたのです。

ただ一方で、弊害も次第に明らかになってきました。

それまでは仕事といえば、ほとんどの人が農業や漁業など身体を使う仕事中心だっただけでなく、主婦も大人数の子どもたちを、家電製品などほとんどない中で育てるという生活だったため、次の生活パターンを送る人が多かったのです。

・1日中、何か立ち働き、常に身体を動かしている
・日の出とともに起床し、夕飯後は早々に就寝する

このため、とにかく毎日身体を動かしてやるべきことが多く、複雑なことや、漠然とした将来の悩みなど、考える時間も、体力的な余裕もなかったのです。

こうした環境では生活もかなり質素、かつプライバシーもあまりないものでしたが、その分家族や隣人たちとの関係性も密でした。つまりこうした、他人とのつながりの濃い生活では、このように感じる人が多くいました。

・個性を抑え、その共同体が「よし」とする価値観に従わなければならない
・プライバシーがない

かなり息苦しく抑圧されたと感じる人もいる一方、こんなメリットもありました。

・困ったときには、同様の経験をもつ先輩たちが多数いるので、頻繁に相談できる
・家族のみならず親戚や近所の人たちも互いに自分の子どもを預け合って、育児の負担を分け合っていた

ところが、現代はどうでしょう？　プライバシーは確保され、集団よりも個人の好みや快適さが重要視され、さまざまな便利な家電製品やデジタル製品、サービスで、1人で自宅に何か月もこもっても、ほとんど不自由しないほどになっています。

何でも宅配で届けてもらえるし、インターネットの普及で最新の情報にすぐにアクセスできるし、誰かと「会話」したくなったらSNSでチャットなどをすればOK。さらに、特に2019年後半からは政府のキャッシュレスの普及キャンペーンにより、ATMで現金を引き出す頻度さえ減らせるようになっています。

一見、すばらしい自由を手に入れたように見えます。しかし同時に、かなり心身に害をもたらす要素もあることが、次第に見えてきたのです。

それは、心――つまり精神的ストレスが、知らぬ間にどんどん増え、しかもこうしたストレスがなぜ起きるのか、そしてどう対処したらよいのかを系統的に教わる機会

が、これまでの学校教育や家庭教育ではほとんどありませんでした。したがって間違ったストレスの対処法をしてしまい、ますます不調が悪化し、ついには学校や職場に行けなくなってしまう人が続出するようになったのです。

たとえば、あなたは、以下のようなことを聞いたことがありませんか？

・疲れたときには血糖値が下がっている。だからあめをなめて血糖値を上げるのがよい
・酒は百薬の長。飲みすぎなければストレスを減らせ、眠りやすくなるのでよい
・肉や卵は身体に毒なので、玄米菜食など、野菜中心がヘルシー
・100％野菜ジュースやスポーツドリンク、ドライフルーツなら身体によい

これらはすべて間違いなのですが、その理由は今後順を追ってご説明しますね。

また、人間の悩みのほとんどは対人関係からくるものといわれています。ではあなたは、学校や職場、あるいは地域コミュニティでどうしても気が合わない人がいた場合、どう対処したらよいと思いますか？

「パワハラな上司やできない同僚に手を焼いている。何度か改善を相談したが、変わらないので、転職するしかない」

「いじめっ子がいる学校からは、転校するしかない」

こう思っていませんか？　確かに、どうしようもないブラック企業とか、何度も問題を起こしている管理者のいる職場や学校からは、逃げるが勝ち、という場合も少なくありません。

その一方で、何度転校や転職をしても、新しい場所で似たような人が現れ、同じような仕打ちを受けて、困り果てる人もいます。こうした人が絶望し、最悪の場合、自死を選んだりする可能性も出てきます。特に深刻な悩みの場合、心理カウンセリングを受けたり、心療内科に相談に行ったりするのが必要な場合もあります。

しかし、**自分の生活習慣を変えるだけで、かなり楽になる場合も少なくないのです。**そして何割か楽になり、心の余裕ができると、心理的に視野が広がります。すると、「転職するか、しないか」「死ぬか、生きるか」といった極端な二者択一にはまる前に、自分でできること、まわりの応援を頼めることがあるという点に気づけるようになるのです。

栄養が脳細胞の機能を決め、脳機能が精神状態をつくる

心（精神、意識）はどこにあるのでしょうか？

これは科学でもまだ解明されていない謎ではありますが、体感としてだいたいの人が「自分は脳で考えたり、感情を感じたりしている」と答えるでしょう。

脳の最小単位は個別の脳細胞ですが、脳細胞をつくり、また適切に機能させているものは栄養素です。具体的には**タンパク質**、**脂質**、**糖質**と、それらを円滑に代謝させるための**ビタミン**、**ミネラル**などです。

細胞を構成するものは7割近くが水分ですが、次いでタンパク質になります。

細胞の外側と内側を仕切り、必要なものだけ透過させ、余計なものはブロックし、また細胞内の代謝で生じたもの（ゴミ）を細胞外に排出するのは、細胞膜です。

この重要な細胞膜を構成する「部品」の大部分は脂質です。

そして糖質は、さまざまなエネルギーを生み出すのに使われますが、糖質がない環境下でも脂質やタンパク質を活用してブドウ糖（血糖）をつくり出すしくみがあります。その意味で、糖質はタンパク質や脂質ほどには必須ではないといえます。

ところで人間の進化の歴史から考えて、ほんの１００年ほど前までは飢え死にしたり、大怪我や感染症で死ぬ、肉食動物に食べられて死ぬ、というのが、ほとんどの死因でした。そのうえ、毎日の食料確保や家事育児だけでも重労働。

こうした時代には、甘い物や高カロリー・高脂質な食物はほとんど手に入らず、したがって、たまに入手できたまれな機会には、思いきり食べても問題なかったのです。

しかし現代は正反対です。手を伸ばせば精製糖質（白米、白パン、麺類、スイーツ）や高脂質（揚げ物、ファストフード、クリーム etc.）のものばかり。よほど気をつけて選ばないと「高糖質かつ高脂質」のものばかり口にし、気づくと体重オーバー、血糖値やコレステロール値が過剰となり、「メタボ」認定となってしまいます。

一方で活動量は大幅に減り、ほとんど外出もしない人や、登校や出勤日にはそれなりに歩くけれど、駅やオフィスビルでは常にエレベーターやエスカレーターに乗るの

[3大栄養素の代謝とビタミンB群]

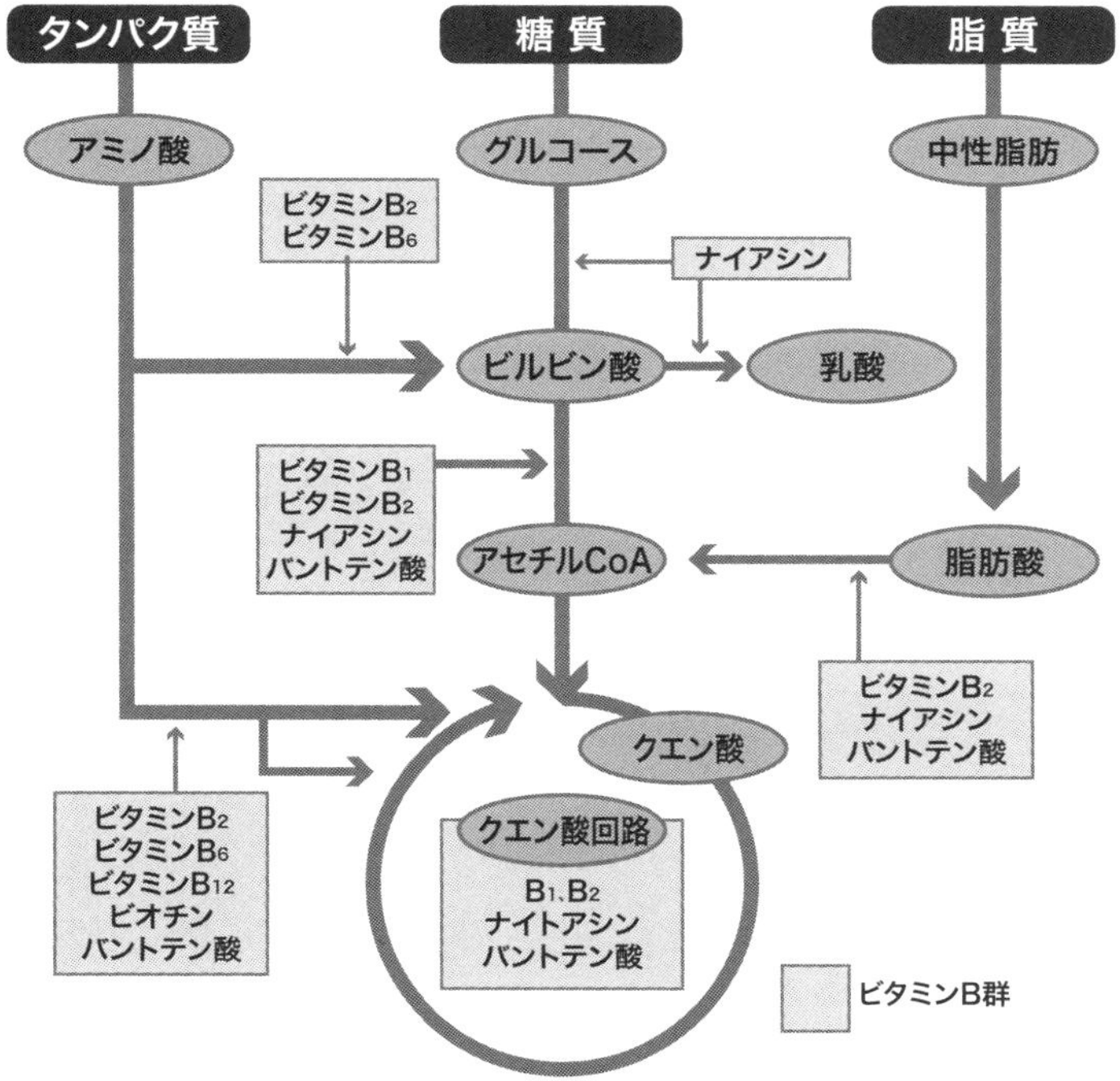

で歩かず、目は寸暇を惜しんでスマホのメッセージやらゲームに釘づけ……。これでは身体も活動不足でこり固まり、肩こりや腰痛、めまいやしびれといった症状をきたしやすいですし、頭の中を無にしてぼんやりとリラックスする時間をもたないので、常に神経が張りつめ、そのせいで、以下のような精神的不調も固定されてしまいます。

・ささいなことでイライラ
・気分の浮き沈みが激しく、安定しない
・漠然とした不安感に常に悩まされている
・寝つけない、眠りが浅い、朝起きたときからすでにだるい

では、どんな食生活をしたら栄養が改善し、精神状態がよくなるのでしょうか？

日本人ほぼ全員に不足している栄養素とは？

私は日々、心療内科外来でメンタルが不調な患者さんの診察をしています。

従来の薬物療法も、保険のきく医療を希望される方がほとんどなので、必要最低限の処方となります。しかし、そもそも食生活を含む生活習慣を改善することが根本治療であり、そこに目を向けないで単に睡眠薬や精神安定剤、あるいは抗うつ薬のみ服薬しても、単なる「対症療法」に過ぎません。

「対症療法」とはつまり、「すでに出てしまっている症状を、とりあえず一時的に紛らわし、やり過ごしやすくするだけのもの」です。したがって「それだけでは本当の治療をしたことにはならないんですよ」ということは、毎回のように患者さんに伝え、釘をさしています。

ちょうど歯痛のときに、鎮痛剤をのめばとりあえず痛みは紛れるが、それでは治療になっていないのと同じことです。薬によって症状が何割か緩和され、その間に根本治療につながる行動を起こせるようにするのが、薬物療法の本来の役割なのです。

さて、栄養素の不足で精神症状が生じることをお伝えしてきました。では具体的に、どんな栄養素なのでしょうか？

より正確には、第2章で、健康診断等でも自己チェックできる血液検査項目を挙げていますが、それ以前に自覚症状からも、かなりの確率であなたの現在の栄養欠乏度を知ることができます。

そこで、あなたの普段の食生活が、メンタル不調にどのくらい悪影響を及ぼしているか、簡単なチェックリストを見てみましょう。

以下の項目のうち、あてはまるものにチェックを入れてください。

【栄養障害リスク度テスト①　精神症状】

□気分が落ち込む、憂うつ
□イライラしやすい、緊張が強い
□やる気が起きず、集中力や判断力が低下している
□眠れない（寝つけない、眠りが浅い）、またはいくら寝ても睡眠不足
□何事に対しても悲観的
□漠然とした不安、恐怖感が常にある
□わずかの音や光の刺激でも落ち着かなくなる
□マルチタスクが苦手（注意の切り替えがへた、優先順位がつけられない）
□忘れ物や紛失物が他人より多い。遅刻したり、納期に間に合わなかったりすることが、しょっちゅうある
□同僚や近所の人などに悪く言われていると感じる

【栄養障害リスク度テスト②　身体症状】

□空腹時にボーッとしたり、脱力感を感じたりする
□食直後、または2～4時間経つと、異常に眠くなる
□疲れやすい、だるい
□冷え性である
□風邪をひきやすい
□頭痛、肩こり、めまい、吐き気、動悸、むくみ、このうち一つ以上の症状がしばしば出る
□肌荒れしやすい、すぐあざができる、または口内炎や口角炎を起こしやすい
□生理不順である、または生理痛が強く、鎮痛剤が手放せない
□便秘または下痢しやすい
□走ると転びやすい、手先が不器用、ダンスや体操の教室で皆についていけない

【栄養障害リスク度テスト③　食習慣】

□何年間も朝食を抜いている
□ほぼ毎日、コンビニや外食で食事を済ませている
□タンパク質（肉、魚、卵など）は毎日食べていない
□パンやおにぎり、麺類だけで食事を済ませることが多い
□甘い飲み物（ジュース、砂糖入りのお茶やコーヒー、炭酸飲料など）を週の半分以上口にしている
□市販の野菜ジュース、１００％果物ジュース、スポーツドリンクをよく飲む
□炭水化物の間食（キャンディ、チョコレート、クッキー、ケーキ、せんべい、スナック菓子など）をよく摂っている
□麺類、丼物、チャーハンなど一品物の食事をしばしば摂る
□野菜や海藻はあまり食べない
□飲酒する

（判定）チェックの数により、以下の判定となります。

【0〜3】栄養障害の心配はほとんどなさそうです。今後もこの状態を維持してください。

【4〜14】栄養障害の兆候が出はじめています。食習慣の見直しを心がけてください。

【15〜20】栄養障害が進行しつつあります。早急に食習慣の改善に取り組み、また心身のストレスに対処することを生活の中で優先してください。

【21以上】重度の栄養障害をきたしている可能性があります。全面的に食習慣を改めても症状が回復しない場合は、栄養療法を行なう医療機関での受診をおすすめします。

いかがでしたか？

このように、このリストで点数が高いほど、栄養障害が出る可能性が高いといえます。逆にいうと、前述のようなさまざまな症状は栄養療法で改善可能なのです。

もちろん栄養だけが原因ではなく、遺伝的体質やストレスの度合いなども関係しますし、薬物療法が有効なものもあります。実際に、栄養療法中も薬物を併用している患者さんも少なくありません。

それでも、栄養療法によって従来より薬を減らせることも多く、薬を減らすことで副作用も減るわけですから、栄養療法はその意味でも非常に有用です。逆に、栄養障害が強いと、同じ薬でも効果が出にくく、副作用ばかり目立ってしまうということはよく見られることなのです。たとえば、高齢者は薬の効果よりも副作用が出やすいことがよくありますが、これは、高齢者は一般的に、長年の偏った食生活や少なすぎる食事で、栄養状態が悪くなっていることが多いからです。

そして何も高齢者でなくても、現代の都市生活をしていると、よほど意識しないと、同じように栄養状態が悪化しがちです。前述の食生活リストを見ていただくとわかるように、今やほとんどの人はリストの大半があてはまってしまっているのではないでしょうか。具体的には、以下のことに気をつけましょう。

・精製糖質主体（砂糖のほか、白米、白パン、麺類、スイーツ、ソフトドリンクなど）
・揚げ物など高脂質食（ファストフードはもちろん、コンビニのフライドチキンやソーセージ、ピザなども）
・「和食はヘルシー」と思ったら、煮つけやたれに砂糖たっぷり

逆に、検査をするまでもないほどに、ほとんどの日本人が欠乏している栄養素が、次です。

①タンパク質
②ビタミンB群
③鉄（特に女性）、亜鉛（特に男性）

こういうと、必ず何割かの人が、

「いや、自分は結構バランスよく食べています」

「タンパク質？　毎日結構摂っています」

「むしろ炭水化物もスイーツも苦手で、肉や卵を中心に食べている」と主張されます。

しかし少なくとも、かつて私が勤務していた栄養療法クリニックで、初診患者さんに専用の血液検査を行なったところ、「良好」「まあよい」レベルの人はわずかで、大半は「要注意」または「要治療」レベルでした。その理由は以下のようなことです。

①特に外食や中食《なかしょく》（惣菜や弁当を買って帰って食べる）の場合、タンパク質を摂ろうとしても、それ以上に油や糖質（どちらも揚げ物の衣にたっぷり）中心となってしまう。

②「野菜はヘルシー」と思って野菜中心にすると、タンパク質が欠乏し、一方で野菜ジュースや果物ジュースで糖分過剰となる。

ではそもそも、そうした栄養素は毎日どのくらいの量を摂ればよいのでしょうか？

栄養素の「1日の必要摂取量」は人それぞれ

厚生労働省の「日本人の食事摂取基準（2020年版）」では、主な栄養素において、1日あたりの推奨摂取量目安が載っています。

たとえばタンパク質ならば40～50g／日（0・64～0・68g／kg（体重）／日）となっています。

しかしこれらは、一つの目安にはなるものの、個人によって体質や栄養素の吸収能力が異なりますし、また同じ個人でも（このあと述べますが）、さまざまな要因によって毎日、刻々と、実際に必要な栄養素量は変わっていきます。

それにそもそも、栄養素の量は当人の体重あたりでまず算出し、それに加えて日々の心身への負荷度に応じて増減する必要があります。

最もわかりやすいのは1日に何kcalが必要かという計算です。

体重や活動量、年齢、性別といった要素が考慮されねばならないのは当然でしょう。

その他の栄養素においても、各個人の条件に応じて計算していく必要がありますが、まずはすべての栄養素の根本、タンパク質について、あなたの1日の必要量を出す、目安となる計算式を示します。


【1日に必要なタンパク質量＝体重（kg）×1g】


例）体重50kgの人なら50gとなります。

ただし、この「50g」というのは、食物に含まれる「純タンパク質量」であり、実際には食材の10%以下だと考えてください。

たとえば生肉（脂肪の少ない赤身肉）なら、1日に500g摂って、初めて50gのタンパク質量になりますが、実際には生では食べず、煮たり、焼いたりするでしょうから、生肉100gあたりから摂れる純タンパク質量はおよそ7g。

これはさっと焼いた程度の肉の場合であり、煮込んだり、念入りにグリルしたり、「つなぎ」と混ぜたハンバーグやミートボールにしたら、さらに実質的なタンパク質量は減っていきます。

同じ理由で魚も刺し身がベスト。次に塩焼きやソテー、しゃぶしゃぶなどシンプルで加熱時間が短い調理法ほどベターです。

なお、同じ個人でも生活スタイルやライフステージで必要な栄養素の量は大きく変化するので、常にその点も考慮してください。

たとえば年齢別では体重1kgあたり、

・新生児～6歳：2～3g／日
・20歳までの成長期：1.5g／日以上
・妊婦、授乳婦：1.5～1.6g／日
・成人（男女とも）：1.1～1.5g／日以上

日々の活動量が多ければ、当然その分、必要量も増えます。なので、屋内でデスク

[身体活動レベル別に見たタンパク質の目標量（g/日）（妊婦、授乳婦は除く）]

性	男性			女性		
身体活動レベル	I	II	III	I	II	III
1～2（歳）	―	31～48	―	―	29～45	―
3～5（歳）	―	42～65	―	―	39～60	―
6～7（歳）	44～68	49～75	55～85	41～63	46～70	52～80
8～9（歳）	52～80	60～93	67～103	47～73	55～85	62～95
10～11（歳）	63～98	72～110	80～123	60～93	68～105	76～118
12～14（歳）	75～115	85～130	94～145	68～105	78～120	86～133
15～17（歳）	81～125	91～140	102～158	67～103	75～115	83～128
18～29（歳）	75～115	86～133	99～153	57～88	65～100	75～115
30～49（歳）	75～115	88～135	99～153	57～88	67～103	76～118
50～64（歳）	77～110	91～130	103～148	58～83	68～98	79～113
65～74（歳）	77～103	90～120	103～138	58～78	69～93	79～105
75 以上（歳）	68～90	79～105	―	53～70	62～83	―

出典：厚生労働省「日本人の食事摂取基準（2020年版）」

Iは低い＝生活の大部分が座位で、静的な活動が中心の場合
IIは普通＝座位中心の仕事だが、職場内での移動や立位での作業・接客等、あるいは通勤・買物・家事、軽いスポーツ等のいずれかを含む場合
IIIは高い＝移動や立位の多い仕事への従事者。あるいは、スポーツなど余暇における活発な運動習慣をもっている場合

ワークや家事だけする人よりも、屋外の肉体労働者や、外回り営業で歩き回る人、日常的にスポーツや筋トレをする人などは、その分を上のせしたタンパク質量を摂る必要があるでしょう。

女性なら月経のある年代は、毎月のように出血があるため、それに伴う栄養素の喪失もあり、男性よりもタンパク質や鉄欠乏が日常的に起きやすくなります。

また風邪やインフルエンザなど日常的な感染症はもちろん、季節による酷暑や寒さにさらされるだけでも、日々消耗する栄養素量は刻々と変動します。疲労、シフト勤務、睡眠不足、飲酒・喫煙、服薬によっても、栄養素が消耗するので、それを補うために余分の栄養素量を摂る必要が出てきます。

私が分子整合（オーソモレキュラー）医学による栄養を学ぶようになって、最初に認識を改めさせられたのは、厚労省などがお墨つきを与える「これだけ摂れば十分です」といった固定的な栄養素量というものはなく、個別かつ毎日状況に応じて変化するものだ、ということでした。ちょうど毎日の気温や湿度が刻々と変わるのと同様に、個人が必要な栄養素の種類と量は、刻々と変動していくのです。

[タンパク質10gを摂るのに必要な食品の量の目安]

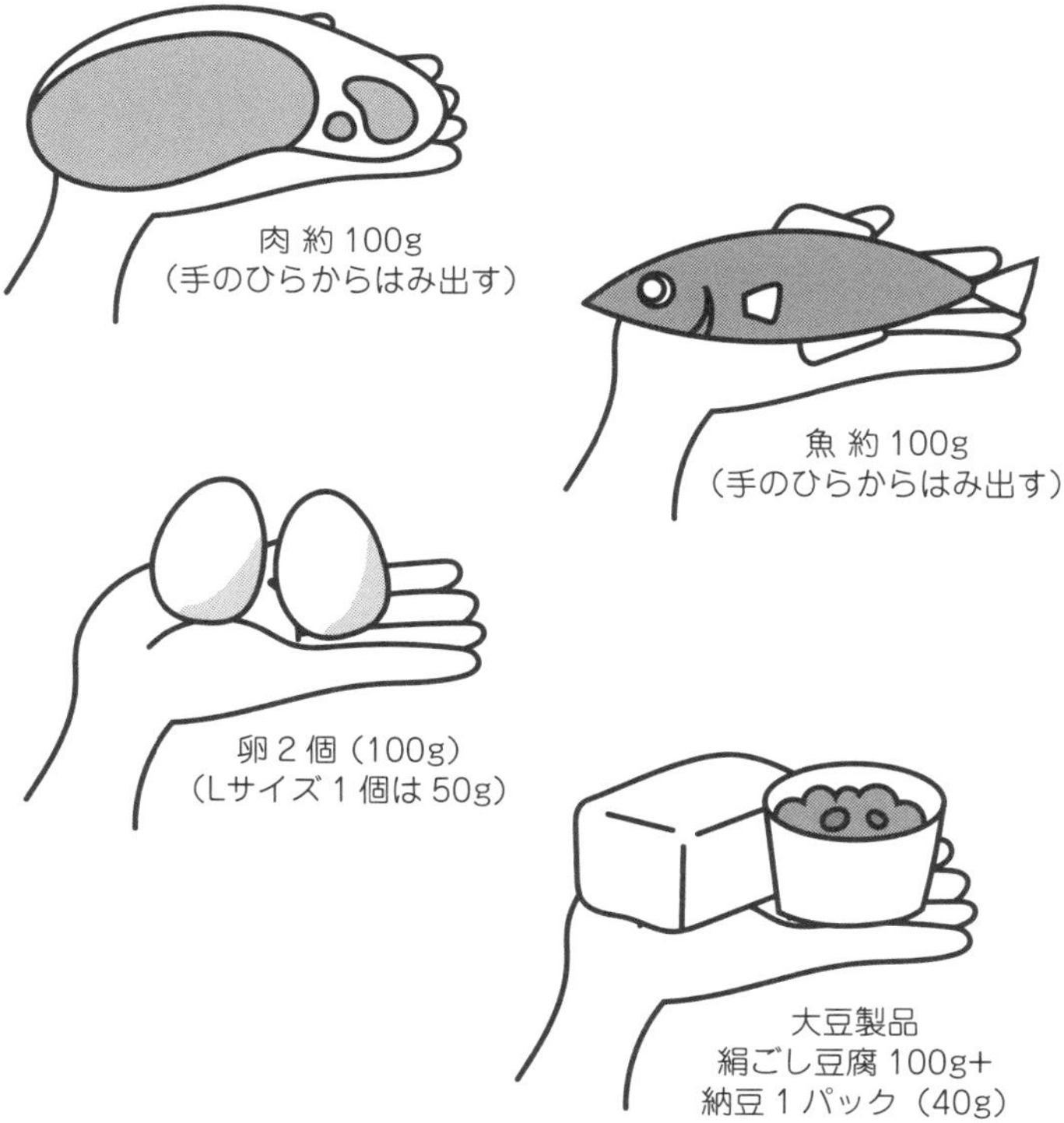

「片手の手のひら山盛り１杯」が目安

とはいえ、多くの人にまずは必要な栄養素、ことに最重要なタンパク質量の基本計算式は、前述したとおりなので、まずはこの量をベースに、できるだけ増やせるような工夫をしてください。現在、特段の病気や不調がない人であっても、安定したパフォーマンスを出すための体力気力を維持し、感染症や生活習慣病を予防するためにも、誰でもまずは「1〜1.5g／kg／日」を目指しましょう。

わかりやすいイメージとしては「タンパク質10g弱を得られるタンパク質食材は、生の状態で100g以上。たとえば生肉や生魚なら片手の手のひらからはみ出すくらいの量。卵（Lサイズ）が約50gなので、卵2個分。大豆製品なら豆腐半丁と納豆40gなど。**覚えやすいイメージとしては、どのタンパク質食材であっても「片手の手のひら山盛り1杯」が目安となります。**

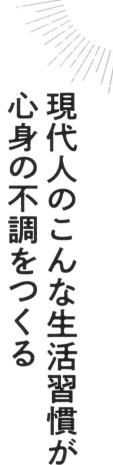

現代人のこんな生活習慣が心身の不調をつくる

ここで、現代日本の都市で生活する人のよくある1日を描写し、その中で何が心身の不調のもとになっているのかを描写してみましょう。

30代女性会社員、Aさんのケースです。


朝、ハッと目覚める。目覚まし時計を見ると、6時半にセットしたはずが、すでに8時近い。あわてて起き出し、顔だけ洗って、最低限のメイクと着替えだけを済ませて家を飛び出す。

昨夜はついついインターネットでドラマを見てしまい、就寝が2時を回ってしまったのがまずかったなあ、と思いつつ、最寄り駅のホームへ。電車が来ていたので満員電車に無理やり身体を押し込む。

朝、食事どころか水分補給さえ十分せずに飛び出してきたので、ちょっと動悸とめまい感がするような気がする……。このまま気持ち悪くなったらどうしよう、と不安になる。

なんとか会社の最寄り駅に到着。せめて気つけに冷たい物でも飲もうと、コンビニでアイスコーヒーを買い、オフィスに向かう。

甘くて冷たいコーヒーのおかげで、少しシャッキリしてきた。デスクワーク開始。しかし11時ごろには空腹感のため少しクラクラし、イライラもしてしまう。しかたないので、デスクにあったあめをなめながらしのぐ。

自分は毎日結構忙しいのに、思いつきで急に業務を振ってくる上司や、能力が低いのにプライドばかり高い後輩の不機嫌な応答に腹が立つ。

やっと昼休みになった。今日は朝食抜きだったので、お昼はしっかり食べたいと、チェーン系のイタリアンレストランに入り、ピザ＋サラダ＋ドリンク＋ミニデザートつきのランチセットを平らげる。

午後1～2時間もすると、強烈に眠くなる。しかしなんとか耐えながらデスクワーク。「気つけ」としてコーラを飲んだり、チョコを食べたり。

今日は金曜日で、別部署にいる友人たちと、会食の予定がある。なのに直前になり、気まぐれ上司から急な残業を頼まれ、怒りを感じた。「予定があるので」と断ろうとするもしつこく頼まれるので、1時間だけこなしてから退社することとなった。せっかくの会食に遅れてしまい、かなりイライラした。

遅れて会食に合流。居酒屋の飲み会コースで、飲み放題ですでに他の人たちはハイになっていたので、自分もかけつけでビールをジョッキ1杯近く、一気に飲んでしまった。美味しかったものの、空きっ腹にアルコールを入れたので、その後はいつもより早々に酔ってしまい、思ったほどには会話を楽しめなかったか。

食事は揚げ物が多かったかな？ 会話とお酒に夢中で、食事内容はほとんど記憶がない。でも結構苦しいくらいに満腹になったから、食べすぎたかも。

深夜1時過ぎに帰宅。メイクはかろうじて落としたが、歯磨きはできなかった。翌朝起きると、二日酔いの頭痛が……。食欲がないので、とりあえずスポーツドリンクでも飲んで、やり過ごそう。

このように、食事が不規則で糖質（炭水化物）や脂っこいもの中心、運動はほとんどせず、座りっぱなしで、イライラなどストレスを感じやすい、睡眠不足……。こうした生活を長年続けていると、糖尿病や高脂血症、がんや認知症といった種々の生活習慣病はもちろん、各種のアレルギー疾患や、うつや不安、不眠といった、メンタル不調の原因となります。

また、ファストフードをよく食べる人は無気力になったり、衝動性が高まりやすかったりと、目の前の誘惑に負けそうになりがちです（第6章）。

あなたは大丈夫でしょうか？

●第1章まとめ●

□現在人は肉体的重労働が減った代わりに、夜間を含めた、長時間労働かつ頭脳労働が増えた。このため身体は不活発すぎる一方、脳は長時間の集中を強いられて消耗。このせいで精神的不調や、自律神経の乱れによる身体症状に悩む人が増加している。

□従来の「常識的な食事」では、糖質や脂質過剰、逆にタンパク質やビタミン、ミネラルといった栄養素が慢性的に不足。これが、うつ状態や不安、不眠といったメンタル不調につながっている。

□特に日本人のタンパク質摂取量は心身を好調に保つために必要な量（1日に必要なタンパク質量＝体重（kg）×1g）よりも大幅に不足している。

□目安として、毎食、タンパク質食材（肉・魚・卵・大豆製品）を手のひら1杯分を食べよう。

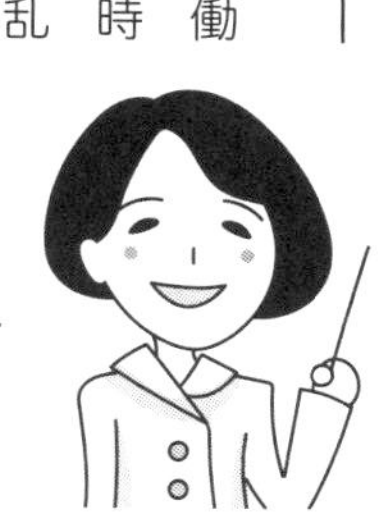

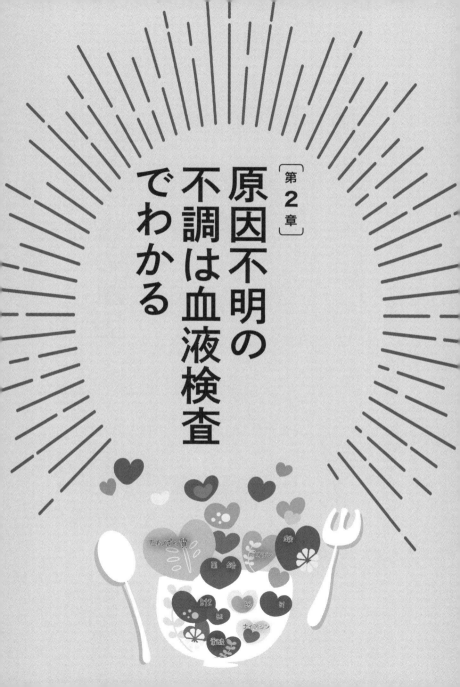

第2章 原因不明の不調は血液検査でわかる

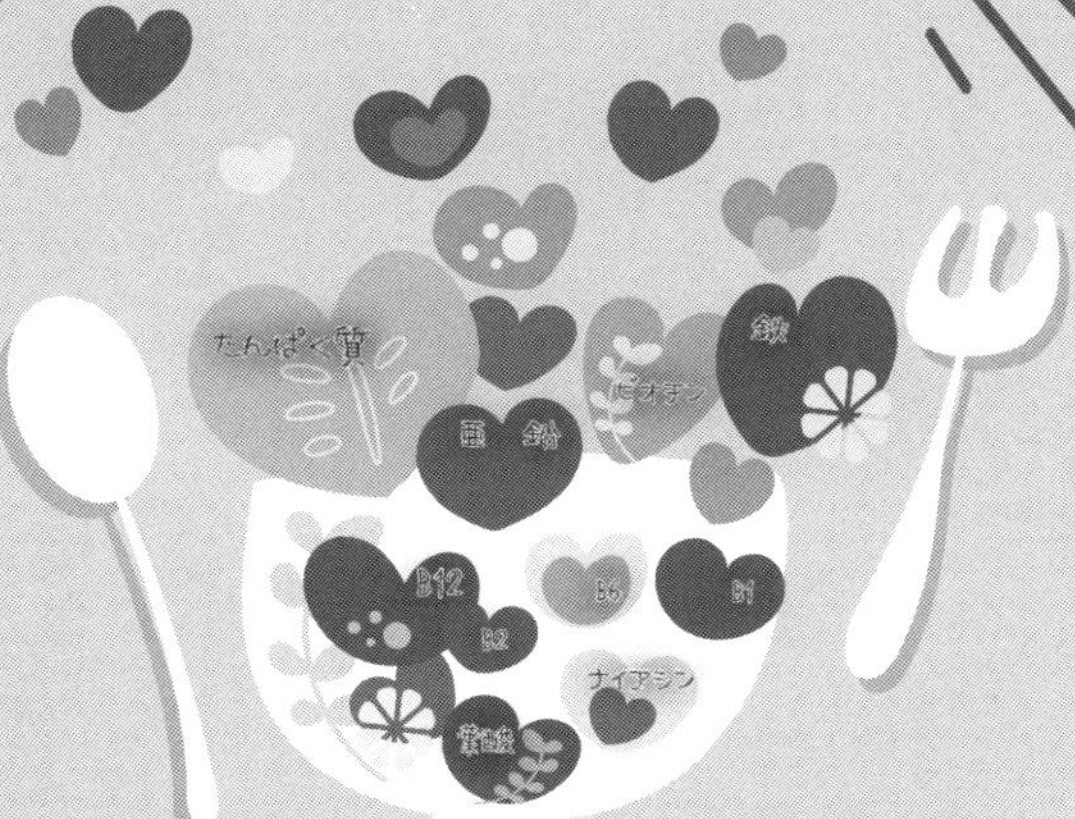

健康診断の「正常範囲」に潜む身体の不調の原因

あなたの日頃の体調や気分は、いかがですか？

もちろん人間なので、日々の生活による心身の調子の波もあるでしょうが、それが次のような状態であれば問題で、なんとかする必要があります。

・仕事や生活に支障が出るほどに不調が強く、長く続いている
・不調の原因がわからず、したがって改善法も不明

勤務先、あるいは所属自治体での年1回の健康診断や、人間ドックを受ける人も多いと思います。普段から「暴飲暴食で、運動もせず、仕事は長時間労働だったり、シフト勤務で睡眠が不足しがち。ストレス発散し、眠りやすくなるからと、週の半分以

上飲酒している」といった人の場合、予想どおり肥満傾向や高血糖、高脂血症、高血圧などを指摘される、という人も少なくないでしょう。

しかし一方で、以下のような状況なのに、「何年にもわたり、なんとなく不調」という人たちがいます。

・やせぎみ、むしろ少食
・食事は日に2回以下、胃がもたれやすいので肉や魚、卵などは避け、少なめのご飯やパンや麺類に、野菜を合わせるようにしている
・喫煙や飲酒もほとんどしていない

そして、次のような症状を訴える人がおり、医療機関で診察や検査を受けても「特に異常ありません」と、帰されてしまうのです。

・朝からだるい、すぐに疲れる、立ちくらみやめまい、動悸、吐き気を感じやすい
・ちょっとしたことで下痢しやすい

・頭痛持ちだったり、手足がしびれる、痛いといった症状が出没する
・微熱が続く
・生理痛がひどかったり、生理前～最中の精神症状（イライラ、落ち込み、悲観的気分、睡眠障害）や肉体症状（腹痛、下痢、頭痛など）が強く、その期間は仕事も生活も、質が大きく低下してしまう
・肌質が悪い（ニキビ、湿疹、アトピー、ちょくちょくあざができるなど）
・熟睡できない、気分がすっきりせず、常に冴えない感じでメリハリがない

薬を処方されるとしても、表面に出ている症状に対しての対症療法、すなわち「吐き気に胃薬」「下痢に整腸剤」「頭痛、生理痛に鎮痛剤」「不眠に睡眠薬」「イライラに精神安定剤（抗不安薬）」を出されるだけで、根本治療にはなっていません。

この状態になってしまう理由は、大きく分けて二つあります。

①正しい食生活のしかたを知らない、または誤解している。

②健診データの誤った解釈により、心身の不調の原因を見逃している。

そのせいで、正しく対処することができない、という状況なのです。

①の食生活の改め方については、あとで詳しく解説しますが、ここではまず②の、健診データを正しく読む(解釈する)ためのポイントをいくつか挙げて、ご説明します。

もちろん、同じ「健診データ」といっても、会社により、医療機関により、項目の種類や数は変わってきますが、ここではほぼ誰の場合にも含まれるであろう項目を中心に解説します。

「なんとなく不調」の原因がわかる健康診断項目

標準医療での「基準値」と栄養状態をみる数値は、かなり開きのある項目もあります。特にＡＳＴ、ＡＬＴ、γ-ＧＴＰは栄養が満たされている場合には非常に限られた範囲の数値です。ＢＵＮも一ケタでは、普段の食生活でのタンパク質量が大幅に不足していることを表しています。最も解離が大きいのはフェリチンで、栄養療法の目安値よりも下の数値は、鉄欠乏です（表には書いていませんが、目安値より大幅に高いのは栄養不足での炎症が体内にあることを示します）。

次ページの「栄養療法での意味」とは、数値が基準値を下回った場合、不足が心配される栄養素を取り上げています。

[栄養状態を血液検査で読むための項目一覧]

項目	標準医療での意味	標準医療での基準値(正常値)	栄養療法での意味	栄養療法での目安値
BUN(尿素窒素)	腎臓機能	8-20	タンパク質代謝量	15-20
AST(GOT)	肝臓機能	10-30	ビタミンB群	22-25
ALT(GPT)	肝臓機能	10-30	ビタミンB群(特にB_6)	22-25
γ-GTP	肝臓機能	10-30	タンパク質摂取量	22-25
T-Chol(総コレステロール)	コレステロール合計値	120-220	コレステロール合計値	180-260
LDL-Chol(LDLコレステロール)	いわゆる「悪玉」コレステロール値	65-140	悪玉ではなく、これも必要なコレステロール	70-140
TG(中性脂肪)	中性脂肪値	35-150	中性脂肪値	70-150
ALP(アルカリフォスファターゼ)	肝障害等で上昇する酵素	100-325	低値は亜鉛欠乏	180-240
LDH(乳酸脱水素酵素)	炎症・貧血等で上昇する酵素	120-240	低値はナイアシン欠乏	200-240
グルコース(GLU)	血糖値(空腹時)	70-109	低値は低血糖症100以上は糖尿病予備軍	80-99
TSH(甲状腺刺激ホルモン)	甲状腺ホルモン不足時に上昇	0.5-5	同左だが、亜鉛・鉄欠乏で上昇しやすい	(0.5-5)
フェリチン	非特異的炎症マーカー	4-275	低値は鉄欠乏	90-125

栄養状態を改善するために必要な前提条件

具体的な栄養素の働きとその摂り方などは次章から解説しますが、前提として、まず以下のことを頭に入れてください。

(1)どの栄養素が不足しても不調(症状)の大半は共通であり、どの症状がより強く出るかは各自の体質、遺伝、栄養欠乏度による

たとえば疲れやすい、めまいや動悸、頭痛をはじめとする痛みや、しびれ感、腹痛や下痢といった胃腸症状、花粉症やアトピー、気管支ぜん息といったアレルギー症状、食欲不振や過食、睡眠障害(不眠、過眠)、うつ状態、不安や焦燥感、イライラ、悲観的気分、被害妄想といった精神症状も、タンパク質、ビタミンB群、鉄、亜鉛などの欠乏が代表的ですが、実際には大半の事例で他にも多数のビタミンやミネラル、脂

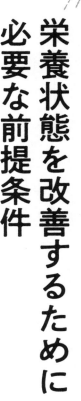

肪酸の慢性的欠乏が関与しています。

(2)栄養欠乏度は食事・運動・睡眠をはじめとする生活習慣で決まる

食事の改善法についてはこのあと詳しく述べますが、それと並行して、睡眠を十分とれるように勤務パターンや生活習慣を少しずつでも改善したり、通勤時など外出の際には歩くことを意識し、エスカレーターやエレベーターを避けて階段を選ぶといった、日々の小さな積み重ねが効果を発揮します。

(3)早食い、ながら食い、ストレス食いを避ける

よくかんで食べないと消化不良のまま腸にタンパク質が運ばれてしまい、腸での吸収率も悪くなります。

小学校か中学校時の理科で、ビーカーなどに塩酸または酢酸(酢)を入れ、中に肉片やゆで卵を入れて、どのくらいで溶けるかを見る実験をした記憶がある方もおられると思います。

表面に小さな気泡がつきはじめてタンパク質の分解がはじまりますが、大きな肉片

のままでは何十時間もかかってしまうでしょう。反対に、細かく刻んだ肉片なら、ずっと短時間で分解が進みます。

胃には消化液としての胃酸が入っていますが、早食いした肉では、口での咀嚼《そしゃく》が不十分で、その分なかなか消化が進まず、胃から小腸に食物が押し出された段階でも未消化の割合が高い状態です。

このため、せっかく意識して食生活のタンパク質を増やしたはずなのに、血液データも自覚症状も改善しないのは、普段早食いしてしまっていることが疑われます。

食事は、朝食は15分以上、昼・夕食は20分以上は確保し、一口につき30回は咀嚼するように意識しましょう。ということは、**「スマホを見ながら」「テレビを見ながら」の食事はNG**、ということになります。

こういった「ながら食い」では、咀嚼回数に意識を向けられないだけでなく、**満腹中枢の感度が鈍るので、ついつい食べすぎてしまいがちになります。**

さらには、目の前の作業（今回の場合は食事）に集中することで、自然と余計なことを考えにくくなり、ストレスを減らす時間にもなって、一石三鳥の効果があります。

食事時間を単なるカロリー補給ではなく、気分転換とリラクゼーションの貴重な時間として、生活の中に位置づけましょう。

（４）心身改善の前提条件として、リラックスタイムを毎日の生活の中に組み入れる

前述（３）でも少し述べましたが、どんな治療法でも本人がある程度リラックスできる状況にないと、なかなか効果が出てきません。

というのも、リラックスしないと交感神経（自律神経のうち、興奮・緊張を司るもの）が過剰に活動するので、常に神経が高ぶりがちになるからです。すると血圧が高まり、心拍数も増えやすいので、動悸として感じやすくなります。加えて、ストレスホルモンである「コルチゾール」が慢性的に多量に分泌されてしまうことになります。コルチゾールはステロイドホルモンなので、これがいつも多量に血中に存在すると、ちょうどステロイド剤を使いすぎた場合のようになりがちです。たとえば次のようなことになります。

・太りやすい

・血糖値が高まりやすい
・免疫力が低下し、感染症にかかりやすい

そしてコルチゾールそのものの作用としては、次のような心理状態が起きやすくなるので、メンタル的にもなおさら不安定になりやすいのです。

・うつ、不安、不眠
・イライラ、興奮、怒りっぽさ

血糖値が不安定な人は心身が不調になりやすい

人間は雑食性であり、動物性・植物性由来のさまざまな栄養素を食事から摂り入れます。食物を消化し、そこから取り出したエネルギーの利用状況は、血糖値として反映されます。

従来の医学や生理学の教科書では、糖質（たとえばブドウ糖）を摂取したら、30〜60分後に120〜160mg／dl程度で血糖値のピークを迎え、その後ゆっくりと4〜5時間かけてもとの血糖値に戻ると記述されていますし、現在でも学生はそのように教えられます。

このため今でも大半の医師は、こう考えています。

「誰でも血糖値の変動はだいたい同じ経過をとるものであり、その個別の乱れで病気並みの症状など滅多に起こらない。起こるとしたら糖尿病患者が強すぎる血糖降下薬を使ったか、もしくはインスリノーマ（血糖値を下げるホルモンを異常分泌してしまうがん）になった人くらいだ。つまり、臨床上、そうしょっちゅう起こらないこと。ましてやこれといった病気でもなく生活している人が血糖値の調節障害など、あるわけがない！」

これは「栄養補給で症状が治るくらいなら、医学はいらないよ」という、半世紀前の栄養学情報に基づく思い込み同様、まだまだ根深いものですが、これを突破して新たな認識で栄養や食事に向き合わない限り、長引く症状の原因をなかなか理解できないでしょう。

分子整合栄養療法を行なう医療機関では、血糖値の個別の調整能力を確認するために「5時間糖負荷検査」というものを行ないます。これは一晩絶食した人にブドウ糖液を内服させ、その後の血糖値推移を5時間後まで測定するものです。

通常、内科で糖尿病かどうかの診断をするためにも「糖負荷検査」は行ないますが、こちらは2時間後までしか行なわれません。

ところが「原因不明」の多様な、そして長引く心身の症状を訴える人の多くは、糖負荷後3時間目以降に異常が出現しやすいため、実際には血糖調節障害があるのに見逃されることが少なくないのです。

代表的なものをざっと分けただけでも、このくらいあります。

①当初非常に高血糖になるがその後異常に血糖値が低下するパターン（反応性低血糖型）

②血糖値が上がったり下がったりを何度も繰り返し、なかなか安定しないパターン（乱高下型）

③血糖値の立ち上がりが遅く、後半になってやっとピークが出現（遅延反

［5時間糖負荷時血糖値推移］

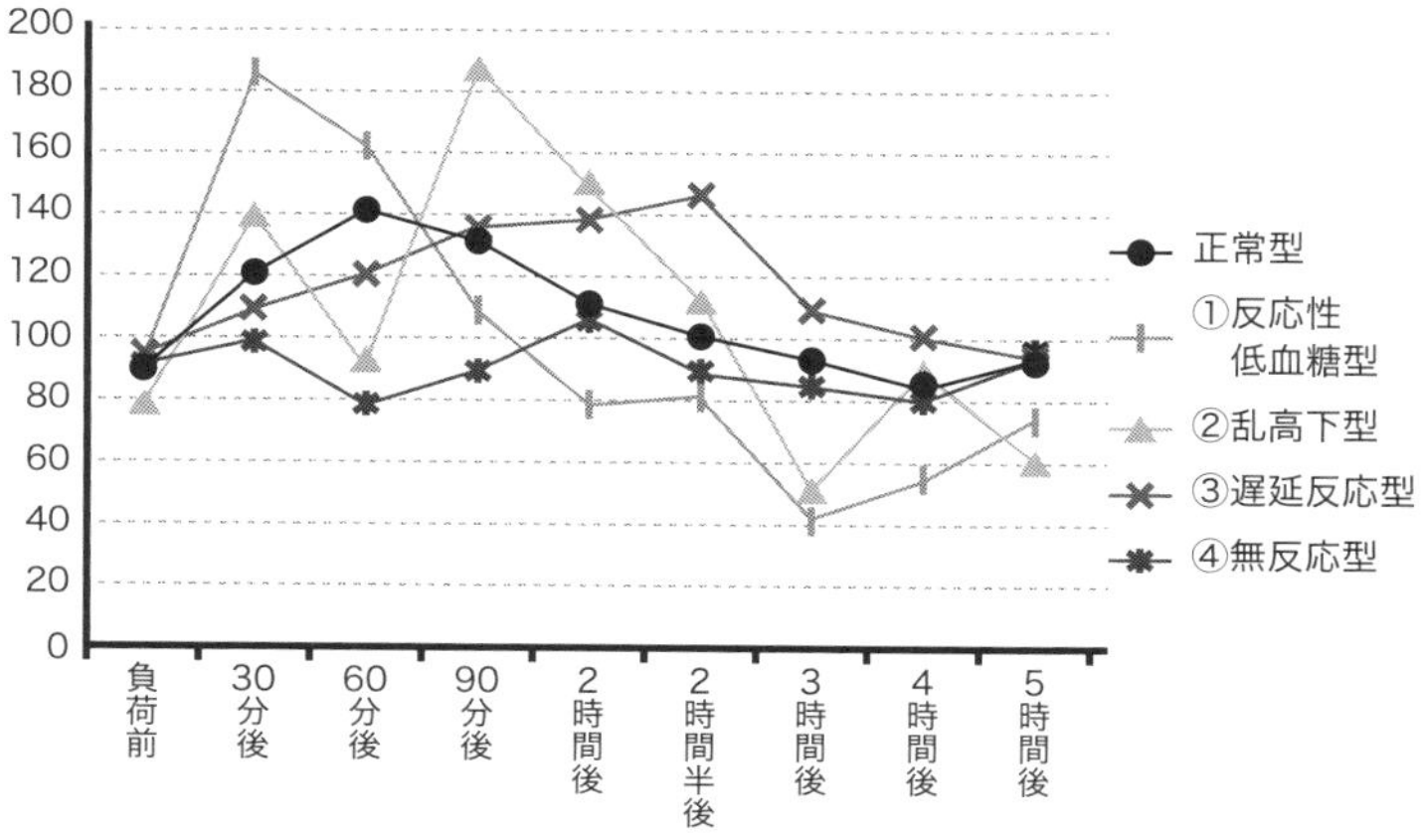

応型）

④最初から最後までほとんどピークらしいものがなく、ダラダラ同じような血糖値が続いて終了する（無反応型）

そして実際にはこれらの中間的、ないし混ざったパターンのものも散見されます。

血糖値のリアルな推移を計ってわかること

「自分の不調の背景に血糖調節障害があるのか、あるのならどのパターンなのかを確かめたい」と思った場合、従来は、栄養療法を行なっているクリニックを受診し、5時間かけて検査を受けなければなりませんでした。そしてこの5時間の間に、9回も採血を受ける必要があります。

そもそも栄養療法は標準医療ではないため、原則として健康保険もきかず、すべて自費診療。なので1回受診し、診察と検査を受けるだけでも数万、クリニックによっては数十万円かかってしまいます。

栄養欠乏が判明したら、それを改善するためにサプリメントをすすめられるでしょうが、これが月数万円以上はかかります。

栄養状態が改善し、症状が楽になるまでには数か月以上かかる場合がほとんどなので、その費用を考えたら、一般的な経済状況で生活している人には、なかなか手が出ない治療法だ、と感じる人が多いのも事実です。

ただ、分子整合栄養療法が、日本で草の根レベルでゆっくりと広まっていったのと平行して、２０１０年代に入ってからは「糖質制限がダイエットに効く」という切り口で糖質制限が世間の注目を浴びるようになりました。しかもそのブームは一過性にとどまらず、健康のための新たな視点として、多くの人の関心を引き続けています。特に、自らも糖尿病なのを厳密な糖質制限で克服し、現在は薬なしで元気に活動し、自ら運営する病院の理事長として糖質制限を普及させてきた江部康二先生らの影響は大きいでしょう。

またここ数年は特に、「自宅で血液や尿、唾液などで自分の健康状態をチェックできる」というものも多様化しています。良質なものを選べば、遺伝情報からアレルギー体質まで、自分で健康状態をモニターし、生活習慣を変えて健康を改善できる手段は増えています。

従来、血糖値変動を自己モニターするには、指先などに専用の針を指して微量の血液を採取し、血糖値測定器で確認する、というのが一般的でした。現在でもそれが主流ですし、測定器自体は通販でも購入可能です。ただ、何度も針を指すのが嫌だ、というのがほとんどの人の本音でしょう。最近はこうしたニーズを受けて、採血しなくても皮下のごく少量の体液を持続的に測定するデバイスが開発されており、通販でも入手可能です。その正確性についても、欧米に続き日本でも内科専門医たちがすすめるなど、かなり信頼性のあるものです。

もう14年以上分子整合栄養療法を実行してきた私も、この持続的な皮下体液測定を試してみたところ「やはり、分子整合栄養療法の教科書で習ったとおりだ」という部分と「へえ、意外と私のパターンはこう出るんだ」ということの、両者があるとわかりました。

まず意外だったのは、わずかながら夜中に低血糖傾向が見られたことです。深夜の最低血糖値が80を下回る時間帯がありました（本章冒頭の項目一覧表にあるように、血糖値の通常の基準は70～109。栄養療法での目安値は80～99です）。しかも興味深いことに、**深夜の血糖値変動は前日の夕食や夜食だけでなく、昼食内容にも**

影響を受ける傾向がある、ということです。なので昼食に、ラーメンや丼ものといった炭水化物中心でどかっと食べると、夜間の血糖値が不安定になり、それによる睡眠の質の低下が十分ありえるでしょう。

栄養療法の教科書どおりだと感じたのは、次の点です。

・食前にまず野菜や海藻をたっぷり食べてから肉など主菜、最後のほうでご飯など主食を食べると、やはり血糖値変動が最少で安定しやすい。逆に、たとえ定食であっても、空腹だからと真っ先にご飯をかきこむと、如実に血糖値が急上昇している

・おかずがあまりなく、やむを得ず主食中心で最初から食べざるをえない場合にも、食前にプロテイン（もちろん無糖のもの）を多めに摂ることで、血糖値急上昇を緩和できる

・午前中1回、午後~夕方にかけて2回は補食（食事のタンパク質量を補う意味で、ゆで卵やチーズ、ナッツ、プロテインなどを摂る）をしておくと、過剰な空腹感も食後の眠気も出にくくなるので集中力も行動力も上がる。気分もよい状態で維持できる

このように、使いみちの多い自己モニターデバイスですが、使用するにあたっての注意点もあらかじめ承知しておく必要があります。

自己モニターデバイスだけで診断や治療はできない。

自己モニターデバイスは本来、糖尿病またはその疑いのある人に対して、主治医が補助データとして参照するためのツールです。したがって、これだけで正確な診断や治療はできないということを理解しておいてください。

採血とは値が解離する場合がある。

一般に医療機関で採血する場合は腕などの静脈血を使いますが、血糖値の自己採血は指先の毛細血管の静脈血。これだけでも、10程度は指先の血糖値のほうが高めに出ることが多いとされています。

自己モニターデバイスでは皮下組織の体液中のブドウ糖を測定するので、指先の血糖値ともまた微妙に違うことが予想され、腕の静脈採血よりも高めに出やすいと考えられます。なのでより正確を期したい人は、定期的に医療機関での採血も受けながら、デバイス測定値とのズレ（個人差があります）を確認していく必要があるでしょう。

つまり自己モニターデバイスは、あくまでも個人の全般的な血糖値パターン、傾向を把握するためのものです。単体の数値であまり一喜一憂しないほうがよいのです。

なお、健康診断などでの採血も静脈血です。

●第2章まとめ●

□健康診断や医療機関での採血検査で「異常なし」と判定されても、実際には複数の栄養素が大幅に不足していることは珍しくない。この栄養欠乏が原因で、頭痛・だるさ・不眠・うつなどの心身の症状をきたしやすい。

□健康診断などで得られる少ない項目数からでもある程度、自分の不足している栄養素を推測することができる。

□栄養状態を改善するために必要な前提条件は以下の四つ。

（1）どの栄養素が不足しても不調（症状）の大半は共通であり、どの症状がより強く出るかは各自の体質・遺伝・栄養欠乏度による。

（2）栄養欠乏度は食事・運動・睡眠をはじめとする生活習慣で決まる。

（3）早食い、ながら食い、ストレス食いを避ける。

（4）心身改善の前提条件として、リラックスタイムを毎日の生活の中に組み入れる。

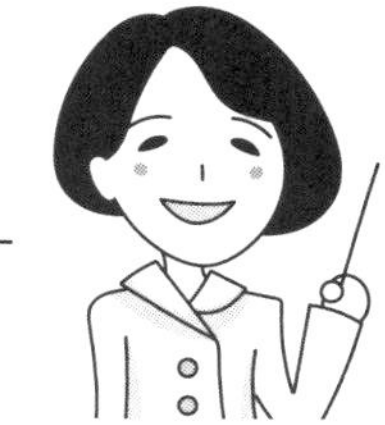

□栄養欠乏が血糖値の不安定をもたらし、それが心身の不調に直結する。
□血糖値の継続的自己モニターにより、何を食べ、どういう生活習慣が血糖値を乱すかがわかるようになる。そのおかげで、血糖値を安定させ、心身のつらい症状を自分で改善しやすくなる。

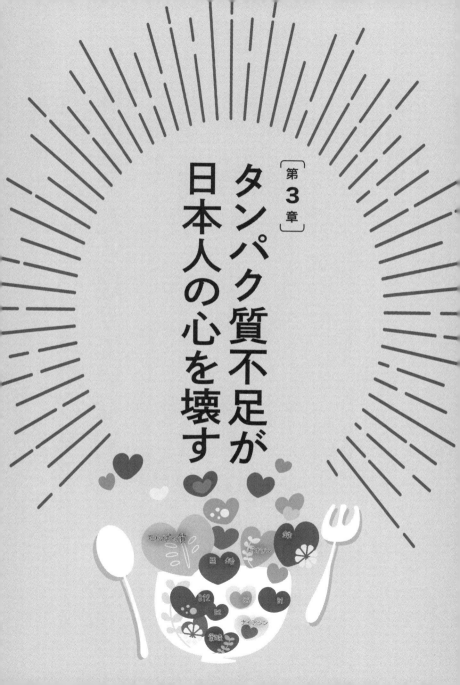

第3章
タンパク質不足が日本人の心を壊す

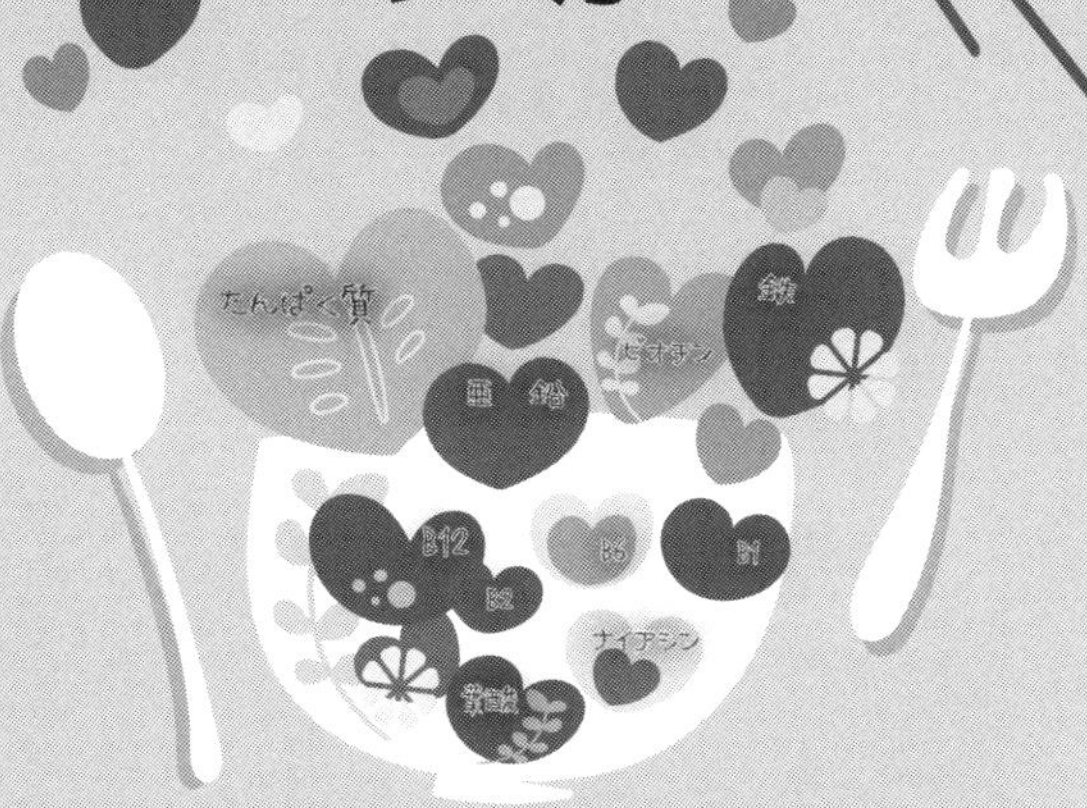

日本人のタンパク質摂取量は実はまったく足りていない

第1章「栄養素の『1日の必要摂取量』は人それぞれ」（30ページ）の中でも述べていますが、心身が十分に機能するための栄養素量という意味では、日本人が「バランスよく、適切に食べている」とイメージする食事内容では、実際にはタンパク質をはじめとする必須栄養素が大幅に不足しています。

いまだに政府が推奨する「食事バランスガイド」では、あくまでも「主食」つまり米・小麦などの穀物や、野菜を重視した割合となっています（次ページ）。

栄養療法的にいうならば、この「コマ」の最上段にはタンパク質、2段めに野菜、3段目に果物と油脂類、4段目（最下段）に穀類を置きたいところです。ということは、定食メニューや市販の弁当も、もっと肉などの主菜を増やし、主食を現在の半分

［ 食事バランスガイド ］ 想定エネルギー量2,200kcal

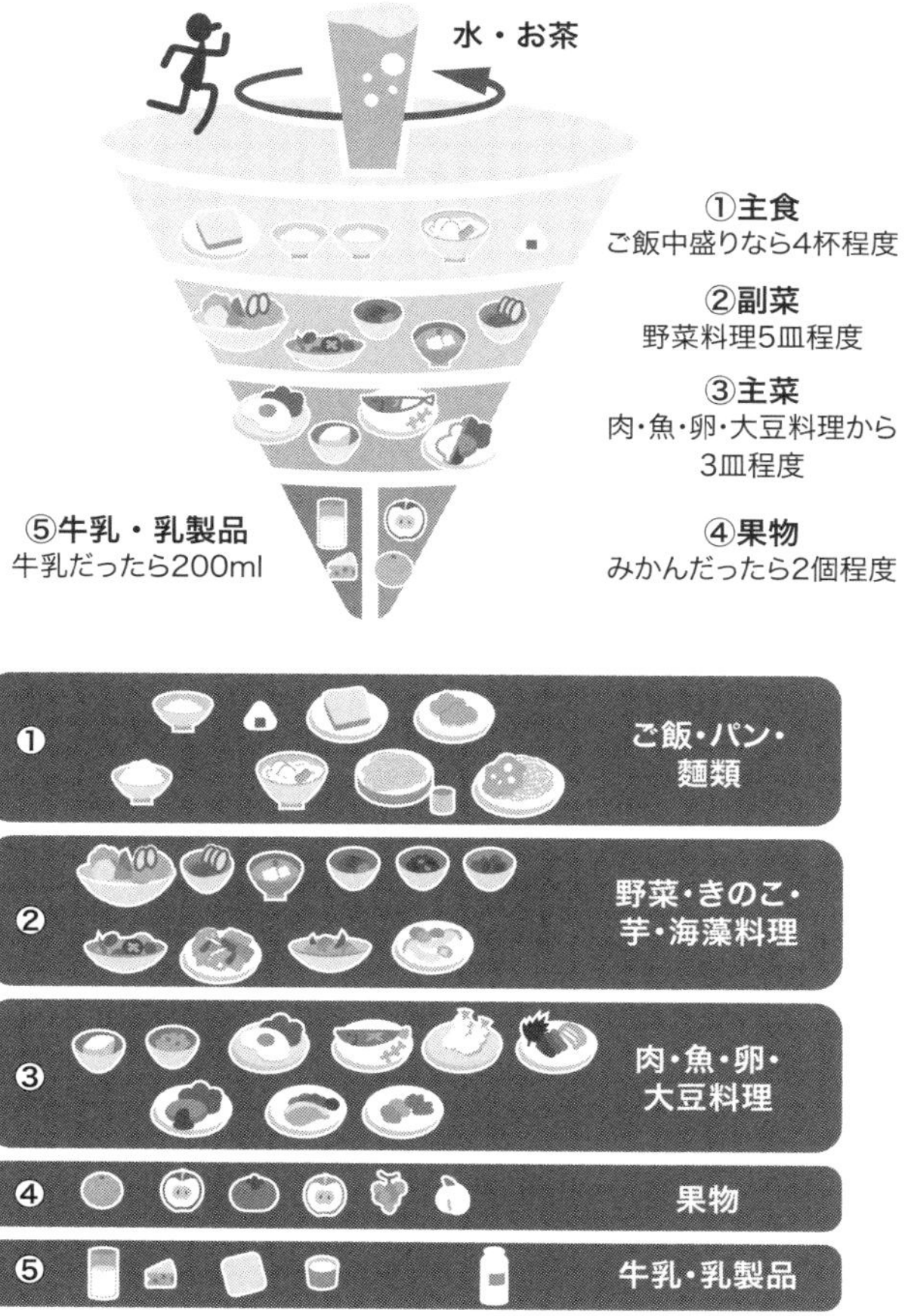

出典：農林水産省サイト「食事バランスガイド」について

か3分の2程度まで減らすのが本来の姿です。もちろんそうなると原材料代がもっとかかるので、どうしても価格が高くなりがちですが……。

そこでもっと安価でタンパク質量の多い食事を意識する必要が出てきます。

こういうと、結構な割合の人が「でも自分は忙しいし、一人暮らしなので、とても自炊している余裕はありません。無理です」と答えます。

しかし工夫次第で、コンビニやスーパーの食材や調理品を利用したり、休日に少しだけつくりおきしたりするなど、方法はいくらでもあります。食生活の改善法は第6章でも詳しく述べますが、スマホやパソコンで検索すると、簡単につくれるレシピやその動画がいくらでもアップされているので、そうした情報を集めて、お気に入りのメニューをストックしていくことをおすすめします。

なぜ、多量のタンパク質が必要なのか？

最初にお伝えすると、分子整合医学による栄養療法の発症の地、カナダとアメリカ合衆国では、平均して日本人の5～7倍は肉などのタンパク質を毎日食べています。朝から卵2～3個入りのオムレツやベーコンエッグ、昼はローストビーフ入りサンドイッチやハンバーガー、夕食には300g以上はありそうなステーキ。これらを基本的に毎日、70代、90代になっても、女性でもバリバリ食べます。

おかげで欧米では、女性は臨月までフルタイムで勤務し、出産後も2～3日で退院して家庭生活、ひいては仕事にも戻る人が多いのです（もっともこれは、特にアメリカでは日本と違って公的医療保険がないことや、逆にベビーシッターに容易に依頼でき、またそうするのが普通という文化が昔からあったおかげですが）。

このように基本のタンパク質摂取量が多いため、元祖分子整合栄養療法においては、特に「タンパク質はこれくらいは食べなさい」といったり、不足分を補うためのプロテインについてわざわざ言及したりしてきませんでした。ホッファー氏に少し遅れて登場した、アメリカのレッサー氏の著書『脳に効く栄養』（中央アート出版社）といったものにも、脳のタイプ別に性格を分類し、それぞれに応じて細かく食材の種類を指定したり、ビタミンやミネラルの摂り方や量はリストアップしていても、タンパク質量については特に言及していません。

しかし日本においては、毎日の食事でのタンパク質量は常に意識していないと慢性的に不足してしまいます。そして不足しがちな背景には単なる価格面だけでなく、長年流布された「植物食のほうがヘルシー。肉類を食べすぎると血液がドロドロになり、病気になる」という思い込みにより、量をしっかり食べることへのためらいがあると考えられます。

たとえばあなたは、以下のことを信じていませんか？

・卵を毎日何個も食べたらコレステロール値が上がってしまう
・肉食していたら血液がドロドロになり、心筋梗塞や脳梗塞になってしまう

・油脂の摂りすぎで脂肪肝になったり、皮下脂肪が増えたりする
・同じタンパク質を摂るなら、動物性よりも植物性のほうがヘルシー
・日本人の胃腸は米と野菜で進化してきたのだから、それら中心にしておくのがベスト
・タンパク質を摂りすぎると、腎臓や肝臓に負担がかかり、かえって不健康だ

これらはどれも、間違いです。その理由を、これから一つずつご説明します。

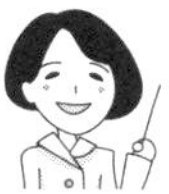

(誤)卵を毎日何個も食べたらコレステロールが上がってしまう。
(正)毎日卵を3個以上食べてもコレステロールは上がらず、全般的に健康状態がよくなる。

もう30年以上前、私が医学生時代に、学生実習で内科病棟に行っていたときのことです。
内科といっても数多くの専門科があり、たとえば胃腸などの消化器、肝臓・膵臓《すいぞう》と

いった代謝に関係深いもの、腎臓関係、脳神経関係、呼吸器系、心臓・血管系、そして脂質代謝系といった部門に分かれていました。

学生実習においては数人単位で班をつくり、班ごとかつ数週間ごとに、各科をまわります。内科や外科など大きな科では、専門分野でそれぞれ教わるべき項目が多いので、期間中にはそうした専門の先生に数回ずつ、班に向けての小規模講義が行なわれていました。

その一分野で、脂質代謝内科を研修中、担当の先生には「卵でコレステロールは上がらないよ」と、すでに言われていました。理由は、採血検査で測られる「コレステロール値」の約8割は肝臓が自ら合成したコレステロールであり、コレステロールを多く含む物を食べたからといって、それがそのまま血液に溶け出すわけではないからです。ちなみに卵農家は毎日何個も卵を食べますが、別にコレステロール値が高くなりやすいとかはなく、むしろ肌質がよくなったり、ホルモンバランスが整ったりするなどの効用があるので、血管年齢もおそらく若いでしょう（特にそうした調査をした研究はないようですが）。

「卵でコレステロールが高まり、病気になる」といわれるようになったきっかけは、

1908年のロシアの研究で、ウサギに肉・卵・乳製品を含む資料を与えたところ、動脈硬化になったから、というものですが、そもそも草食動物と人間のような雑食動物では代謝系が大きくことなるため、ウサギでの実験結果を人間にあてはめたのが間違いでした。

ちなみに、ヒトで食事と血液検査値の関係がより直接的なのは「中性脂肪」のほうですが、これは（すでに脂肪肝［＝肝臓に脂肪が溜まってしまっている状態］になっていなければ）食後数時間で正常値にまで低下します。もしも食後十数時間も経つのにまだ中性脂肪が高いならば、それは脂肪肝だからであり、このように**内蔵に脂肪が蓄積しやすい食生活とは、「脂っこいもの」を食べたからというよりも、炭水化物を含む糖質（ご飯、パン、麺類や、砂糖やブドウ糖をはじめとする糖類）を多量に常食したからなのです。**なので脂肪肝を含めて各種生活習慣病の温床をつくらないためにも、糖質を意識して控え、代わりにタンパク質を積極的に摂るようにする必要があります（※）。

（※）ただし「家族性高コレステロール血症」という遺伝性の体質を受け継いだ人の場合は、最初からかなり厳密に低脂肪食にするだけでなく、若いうちから積極的にコレステロール低下薬を服用する必要があります。このような人は250〜500家系に1家系存在し、20代にはすでに総コレステロールが300近くあるなど、標準より顕著なずれが出ます。健康診断時、あるいはかかりつけの内科受診時にした血液検査で、若年でコレステロール値が異常に高い場合には、遺伝子検査をしてもらったほうがよいかもしれません。家族性高コレステロール血症なのに、そうでない人と同様の生活をしていると、30代で心筋梗塞や脳梗塞に倒れるリスクが高くなります。

また、タンパク質をたっぷり摂る理由はほかにもあります。タンパク質は水分の次に人体を多く構成する要素です。つまりは人体に最も必要な「原材料」なのです。そして、食物を消化・吸収するためには次のことが必要になります。

・胃腸でタンパク質をアミノ酸にまで分解する
・アミノ酸を小腸粘膜から吸収し、血液に入れて全身に巡らせ、必要なところで活用できるようにする

胃腸で食物を分解して吸収するためには、何種類もの消化酵素が必要ですが、この

酵素もタンパク質からできています。

極端なダイエットをした人や高齢者では「肉を少しでも食べると胃がもたれる。お腹にガスが溜まって苦しい。だからあまり肉を食べたくない」という人がいますが、これは長年タンパク質不足が続いていたために、食物を分解するための消化酵素がつくれず、吸収がうまくいっていないからです。そのうえ、消化吸収の主体である胃腸の粘膜も薄く、特に胃では胃酸（塩酸）から胃自身を守るための粘液（これもタンパク質）も十分つくれないので、胃もたれや胃痛を起こしやすくなっています。これを**「胃酸の出すぎだ」と誤解して、市販の「胃酸を抑える薬」などを飲んでしまうと、ますます消化能力が低下してしまうため、逆効果なのです。**

さらには、食物が小腸から大腸に至るころには、本来、食物が十分消化されていなければなりません。胃腸の粘膜細胞が「フィルター（関所）」となって、完全にアミノ酸にまで分解されたものだけが吸収され、未消化のタンパク質は血液中に入らないようにしています。しかし、粘膜細胞自体もタンパク質が不足しているので、フィルターの網の目が「ザル」のように粗くなっています。そのため、未消化のタンパク質も血中に入ってしまうのです。

これは人体にとっては「異物のタンパク質」であり、病原菌が入って来たようなものですから、免疫系が「たいへんだ！　異物を排除せねば！」と攻撃態勢に入ります。その結果、全身の血管内で拒絶反応としての炎症が起こり、さまざまな症状が発症してしまうのです。

これがいわゆる**「腸漏《ちょうろう》（リーキーガット）症候群」**といわれるものであり、最近増えてきています。代表的な症状は原因不明の発熱、筋肉痛・関節痛、息切れ、腹痛、お腹の張り・消化不良、過敏性腸炎、睡眠障害、意欲・集中力低下、倦怠感、イライラ・不安・うつ気分、ぜん息、じんましん・アトピー性皮膚炎などなどです。

また、腎臓は体内で生じたさまざまな老廃物や毒物を排泄するための大事な解毒器官の一つです。血液中の大切なもの（栄養素など）は血中に残しつつ、尿素その他不要物だけを尿中に漉し取って排泄します。そのため、精巧なフィルターを設けていますが、こちらももちろんタンパク質でできています。タンパク質が慢性的に不足していると腎臓のフィルターも「ザル」状態となり、本来は体内に留めておかなければならない糖分やアミノ酸なども尿中に出てしまいます。これが「尿糖」や「タンパク尿」として、検尿で検知されるようになるわけです。なのでほとんどの場合、たとえ腎臓病であっても、適切な種類と量のタンパク質補給は必須なのです。

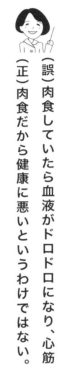

（誤）肉食していたら血液がドロドロになり、心筋梗塞や脳梗塞になる。
（正）肉食だから健康に悪いというわけではない。

よく、自然派健康法を推奨する人たちが「体温で液状の油（植物油など）は血管に詰まりにくく、血液サラサラにするのでよい。肉の油は固まりやすいので、血管を詰まらせて動脈硬化になりやすい」などといいますが、実際には食事から摂った油脂はそのまま血液に流れ込むのではなく、小腸で「脂肪酸」という最小単位にまで分解されてから、小腸の細胞にある毛細血管に吸収され、血流に入ります。そして脂肪酸になったら、**もとの油脂が動物性か植物性かは問題ではありません。**

問題となるのは、脂肪酸の種類である「オメガ3系か、それともオメガ6系か、オメガ9系か」ですが、これは動物性か、植物性かではなく、おのおのの種類によります。すなわち、たとえ植物性でもサフラワー（紅花）油や大豆油、米ぬか油は「リノール酸（オメガ6系であり、心臓・血管系疾患リスクを高めることが1991年に判明）」の割合が高く、避けるべき油です。

参考のために、主な油脂の性質ごとに下の表にまとめました（実際の食材や油脂は単一種ではなく、複数の脂肪酸で成り立っています）。

さらに細かくいうと、同じ「オメガ6」系でも、リノール酸以外はさほど危険視する必要はなく、たとえば牛脂やバター、ラードといった油脂はオメガ6系ではありますが、常温で固形の状態ということはそれだけ酸化しにくく、安定しているということです。逆に「オメガ3系」で

［ 脂肪酸の種類 ］

	性質	代表	食材
オメガ3系	多価不飽和脂肪酸、常温で液体	アルファリノレン酸、EPA、DHA	えごま、亜麻仁、青魚
オメガ6系	多価不飽和脂肪酸、常温で液体	リノール酸、アラキドン酸	サフラワー（紅花）油、大豆油、コーン油、綿実油、ひまわり油、米ぬか油、ごま油
オメガ9系	一価不飽和脂肪酸、常温で液体	オレイン酸	オリーブ油、落花生油
飽和脂肪酸	酸化されにくい、常温で固体のものが多い	パルミチン酸、ステアリン酸、ラウリン酸、ミリスチン酸	牛脂、バター、ラード、ココナッツ油、パーム（油やし）油

健康によいとされるえごま油（しそ油）や亜麻仁油は非常に酸化しやすいので加熱はNGですし、開封後は冷蔵し、速やかに使いきらないと急速に酸化が進んでしまいます。よく、えごま油が健康によいからと買い求めたものの、使い慣れないので開封後何か月も冷蔵庫に入れっぱなし、という人がいますが、これではわざわざ酸化させた油を摂ることになり、逆効果です。また「健康によいＤＨＡ、ＥＰＡがいっぱい」という魚油も、医療機関に卸すための特殊な品質管理をされたもの以外は、店頭に並んだ時点で酸化してしまっていると考えたほうがよいでしょう。

あまり細かく立ち入るとわかりにくくなると思いますので、ここでまとめますと、要するに食材選択レベルでは「オメガ3系」油脂を新鮮な形で摂るのがベストであり、そのためには**週2〜3回、何らかの形で魚を食事に組み入れるのが最も実用的なのです。また肉や卵も、魚とローテーションで種類を替えながら食べていけばよいのです。**

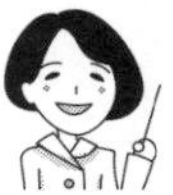

(誤)油脂の摂りすぎで脂肪肝になったり、皮下脂肪が増えたりする。

(正)何の食材だろうと、日常的にカロリーオーバーならば、脂肪肝や皮下脂肪につながる。

何の食材であれ、日常的にカロリーオーバーな食生活を続けていると、余剰のカロリーは脂肪として肝臓などの内臓や皮下組織に蓄積されます。しかしながら前述のように、より脂肪細胞化しやすいのは脂質よりも糖質であり、あなたが「家族性高コレステロール血症」という特殊な遺伝体質でない限りは、脂質よりも糖質を控えることを意識したほうが現実的なのです。

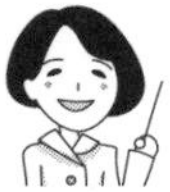

(誤)同じタンパク質を摂るなら、動物性よりも植物性のほうがヘルシー。

(正)植物食のほうが食物繊維は多いが、雑食動物である人間が自身の身体をつくるためのタンパク質量は、植物のみでは十分摂れない。

たしかに植物性の食材を中心にしたほうが、食物繊維を多く摂れますし、ビタミンやミネラルも多そうなイメージですよね。しかし動物である人間には、同じ動物である肉や魚や卵から摂ったほうが、吸収率が高いのです。おおまかにいうと、植物性で摂った場合の倍の吸収率があります。**植物性の食品から同じ量のタンパク質を摂ろうとした場合には、動物性の２倍食べないと、同等量のタンパク質を摂取できません。**

仮に、ステーキ１００g分のタンパク質を豆腐や納豆で摂ろうとしたら、２００g分の食材を食べなければなりません。これは豆腐なら2／3～1丁、納豆（40～50g）なら4～5パック分です。あなたは1食で納豆4～5パックも食べられますか？

加えて、植物性タンパク質のみで食生活を組み立てると、どうしてもビタミンB_{12}や、メチオニンという必須アミノ酸が欠乏しがちです。このため欧米のビーガン（厳密な菜食主義者で、卵や乳製品も食べない）では、ビタミンB_{12}のサプリだけはのむ、という人たちもいるほどです。このあたりのことは、第5章（１２３ページ）の中で、草食動物と、人間のような雑食動物の消化吸収システムがいかに違うかについて解説しています。そちらもご参照ください。

なお、世界的ベストセラー本も出し、日本でも非常に人気のある自己啓発書の著者は、「ゴリラなど人に極めて近い類人猿も、草食動物だ。だから人間も本来、植物のみ食べたほうが健康によいのだ。実際私も菜食に徹底してからのほうが体調がよい」といったことを書いています。しかし研究によれば、ゴリラもチンパンジーも、確かに普段は木の実や葉を中心に食べているのが観察されますが、定期的に昆虫その他の虫、ネズミなどの小動物、鳥の卵を獲って食べていることがわかっています。決してイメージだけで決めてしまってはならないのです。

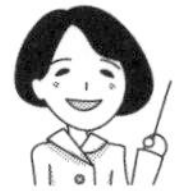

（誤）日本人の胃腸は米と野菜で進化してきたのだから、それら中心にしておくのがベスト。
（正）戦前までの和食による栄養欠乏についても正しく知りましょう。

日本人の小腸は、肉食中心の欧米人と比べて長く、時間をかけて植物を消化できるように進化してきたのだから、今後も米と根菜と、せいぜい魚くらいで十分なのだ、と主張する人たちがいます。

たしかに第二次世界大戦前までの時代のように、早朝から夕方まで肉体労働（第一次産業である農業や漁業中心、家事も育児もすべて手作業）で、夜は早々に就寝するという生活ならば、ともかくもカロリーが重要なので、糖質である玄米中心になるのも自然なことだったでしょう。宮沢賢治の詩「雨ニモマケズ」にも「一日に玄米四合と味噌と少しの野菜を食べ」とありますが、今どき、日に4合も米を食べられますか？

当時は肉体労働で、おかずもろくになかったからこそ、ひたすら玄米でお腹をふくらませていたわけです。幸いにも（白米ではなく）玄米だったおかげで、最小限のビタミンB群が含まれていて、「脚気《かっけ》」（ビタミンB_1欠乏による神経病）にはなりにくかったでしょう。しかし、**魚や卵といった吸収のよいタンパク源が乏しかったせいで免疫力が低く、多くの若者が30代前半で結核などになり、命を落としていました。**第二次世界大戦後の、GHQの政策にはいろいろと問題もありますが（たとえば不足していた米に変わって、白砂糖や精白小麦を供給し、推奨したこと、ともかく油でカロリー補給しようと教育したことなど）、それでも肉や魚や卵などの動物性タンパク質を学校給食に導入し、米と漬け物に偏らないようにした点は評価できると思います。

以上をまとめると、現代社会で自分の健康を守るためには、動物性を含めたタンパク質と野菜をたっぷり食べ、逆に炭水化物を含む糖質は意識して控えることと、身体を動かすこと、睡眠時間を十分とること。このあたりまえだけれど、ついいいかげんになりがちな生活習慣を保つことが、結局は最も大切なのです。

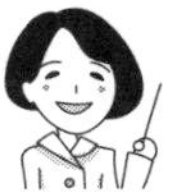

（誤）あまりタンパク質を摂りすぎると、腎臓や肝臓に負担がかかり、かえって不健康だ。

（正）「タンパク質の摂りすぎ」は起こらない。

一般に腎臓の障害があるときには「タンパク尿」、つまり尿中にタンパク質が漏れ出てしまう現象が見られます。だから腎障害の際には「食事のタンパク質量を控えましょう」と医師から指導されることがあるのですが、前にも述べたように、実際にはほとんどの場合、タンパク質の摂りすぎではなく、不足によってタンパク尿となってしまう場合の方が大部分です。なので、透析を受けるほど腎機能低下が重度でない限りは、定期的に検尿と採血検査を行ないつつ、適切な量のタンパク質補給をする必要があります。

ちなみにエチオピア人の伝統食では牛肉を多量に食べます。しかも生肉で、日に数kg〜10kg以上も食べますが、特にそれで病気にもなっていません。

高タンパク質の食生活はここに注意！

ただし、タンパク質を多食するにあたっての注意点もあります。

(1)タンパク質を摂っているつもりで、余計なものばかり摂ってしまう
(2)特定の数少ない種類のタンパク質ばかり取り続けると、それに対してアレルギーが形成されるおそれがある

それぞれについてご説明しましょう。

(1)タンパク質を摂っているつもりで、余計なものばかり摂ってしまう

よくあるのが、肉、魚を摂っているというので内容を確認すると、ソーセージやハム、ちくわといった加工品に偏っている場合です。

特にソーセージは油脂分が多く、カロリーの割にはタンパク質量が少なくなっています。そのうえこうした加工肉には、着色料や防腐剤など多種類の添加物が含まれ、習慣的に多食すると発がん性もあるとの研究もあります。少なくともタンパク源のメインにするのは止めましょう。

またちくわやかまぼこといった「練り物」はでんぷんなどの「つなぎ」が糖質ですし、練り物を揚げた「さつま揚げ」などは余計な油分（しかも酸化した油）による害も加わるので、タンパク源と考えないほうがよいでしょう。

具体的な食材の選び方については、第6章にて、より詳しく述べます。

(2) 特定の数少ない種類のタンパク質ばかり摂り続けると、それに対してアレルギーが形成されるおそれがある

「できるだけ手軽で、いつでも買えて、価格も安い」タンパク源を求めるあまり、特定の数種類のタンパク質のみに偏ってしまうのは、よくあることです。

典型的なのは卵や乳製品（牛乳、ヨーグルト、チーズ）です。プロテインを毎日複数回飲んでいる人もいます。確かに品質のよいものを選ぶことも大事です。

しかし、あくまでもいろいろな食材での食事を主とし、食事のみでは不足となる分を、プロテインとして上のせするというのが正しい姿勢です。「食事でタンパク質を食べるのが面倒だから」とプロテインのみで食事をした気になるのは危険です。

また最近では、真空パックの「サラダチキン（鶏胸肉に薄めの塩味をつけたもの）」をコンビニでいつでも買えるようになり、食事へのプラスアルファとして活用しやすくなったのは喜ばしいことなのですが、こうした特定のものをしょっちゅう繰り返していると、どうしても少しずつ栄養素が偏ります。

加えて、**毎日あるいはそれに近い頻度で特定のタンパク源を年単位で食べ続けると、次第にその食材に対する食物アレルギーが形成されていく危険性が高まります。なので複数種類の肉、魚、卵、乳製品、大豆製品を、毎日複数種類ずつ、かつローテーションしながら食べていくのがおすすめです。**

なお「食物アレルギー」といっても、たとえばソバやサバを食べたとたんに呼吸困難になるとか、じんましんが出る、といったわかりやすいものだけではありません。このような「即時性アレルギー」の場合は、すぐ本人にも因果関係がわかるので避けやすいでしょう。

しかしもっとやっかいなのは「遅発性アレルギー」と呼ばれるものです。特定の食材を摂ってから数日後以降に反応が出るので、なかなか因果関係がわかりません。この遅発性アレルギーが自分にあるのか、あるのならどの食材なのかは、専用の血液検査を受ける必要があります。

一般に保険医療機関で受けられるアレルギー検査はあくまでも「即時性アレルギー」のほうなので、食材に対する遅発性アレルギーの有無や強さを確認するには、自費で検査会社に依頼せねばなりません。1回3～5万円ほどかかりますが、ネットショップ等で購入できますので、気になる人は実施してみるのもよいでしょう。

タンパク質を消化・吸収して精神状態を改善するには、意欲を上げ、不安を減らし、睡眠の質をよくする「脳内ホルモン」を、効率よく分泌させることが重要です。

こうした脳内ホルモンの代表格として「セロトニン」（抗うつ薬で活性化しようとする成分の一つで、気持ちを安定化する）、ドーパミンやアドレナリン（意欲を高める）、メラトニン（眠りを深くする）があります。これらをきちんと生成するためにはビタミンB群やビタミンC、鉄、カルシウム、マグネシウムといったミネラル類が必要で、いくらタンパク質を一生懸命摂っても、こうしたビタミンやミネラルの欠乏が著しいと、血液データ上も自覚症状の面でも改善がみられません。

極端なダイエットやマクロビオティックを年単位で行なった人が不調となり、方針を変えてタンパク質を急に多く食べるようになっても改善しない場合が何割かあります。その理由はこうしたタンパク質以外の栄養障害が重度で、タンパク質もうまく吸収できないからです。

そうした場合には、消化のよいアミノ酸サプリなどを毎日少しずつ摂るところから開始せねばなりません。回復には、何年もかかる場合もあるでしょう。

さらには、タンパク質やサプリをたくさん摂るのと同時に、以下にあてはまる方は注意しましょう。

- 暴飲暴食
- 運動しない
- 夜ふかし朝寝坊、昼夜逆転
- 常にイライラや不安を感じている、つまり心理的ストレスが慢性的に強く、いつ

も緊張している
・他の病気への治療薬を何種類ものみ続けている
・高齢

このような人の場合は、乗り越えるべきハードルがいくつもあります。手はじめに次のことを行ない、自身の心の中の改善に取り組みましょう。

・深呼吸やマインドフルネス瞑想を学び、実践する
・毎日の朝散歩など、外出して歩く習慣をつける
・ささやかなことでよいので、自分がリラックスしたり、少しでも楽しんだりする時間を毎日15分でもつくる

●第3章まとめ●

□人体の、水の次に多い原材料はタンパク質。このため、通常「バランスのとれた食事」でイメージするよりも、多量のタンパク質を毎日摂る必要がある。逆に糖質（甘いものに限らずご飯、パン、麺といったいわゆる主食を含む炭水化物全般）は通常の2／3〜1／2に減らしたほうが、体調改善につながる。

□よくある誤解を訂正し、以下のような正しい認識をして「高タンパク質摂取＋糖質制限」をしよう。

（1）卵や肉を多量に食べてもコレステロールは高くならない。

（2）「血液ドロドロ」つまり中性脂肪が増える、内臓脂肪が溜まるのは油っぽいものを食べたせいではなく、糖質の多い食生活を続けた場合である。

（3）動物性タンパク質のほうが人間にとって吸収しやすいので、栄養改善効果が高い。植物性タンパク質のみだと特定のアミノ酸が不足し、症状改善が進まな

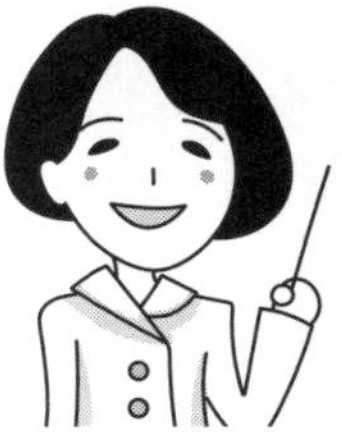

いことがある。

(4) たとえ腎臓病でも、重症でない限りは、適切な量のタンパク質が必須であり、安易なタンパク質制限は逆効果となる。

□高タンパク質の食生活をはじめるときの注意点

(1) タンパク質を摂っているつもりで、余計なものばかり摂ってしまう。

例：ソーセージ、ハム、ちくわ、さつま揚げなど。油脂やでんぷんが多く含まれるから。

(2) 特定の数少ない種類のタンパク質（例：卵、乳製品、鶏肉など）ばかり取り続けることで、それに対してアレルギーが形成されるおそれがある。

□乱れた生活習慣や心理的ストレスは栄養素を消耗する。したがって食生活の改善と並行して、以下の点に留意する必要がある。

(1) 避けるべきこと

①暴飲暴食　②運動しない　③夜ふかし・朝寝坊、昼夜逆転　④常にイライラや

不安を感じている、慢性緊張状態　⑤多種多量の薬をのんでいる

（2）取り入れるとよいこと

①深呼吸やマインドフルネス瞑想を学び、実践する。

②毎日の朝散歩など、外出して歩く習慣をつける。

③ささやかなことでよいので、自分がリラックスしたり、少しでも楽しんだりする時間を毎日15分でもつくる。

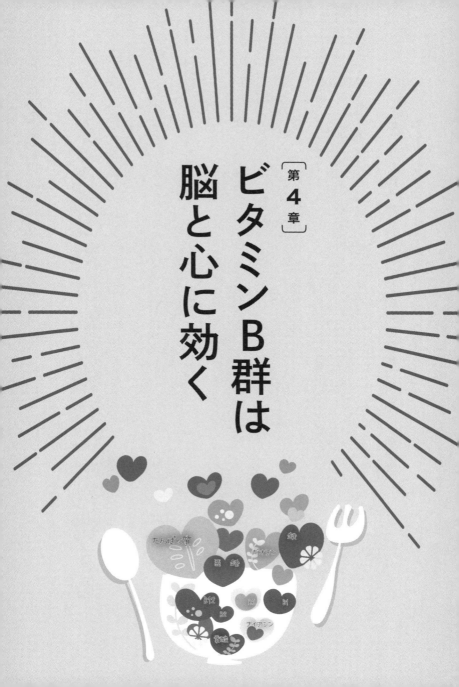

第4章
ビタミンB群は脳と心に効く

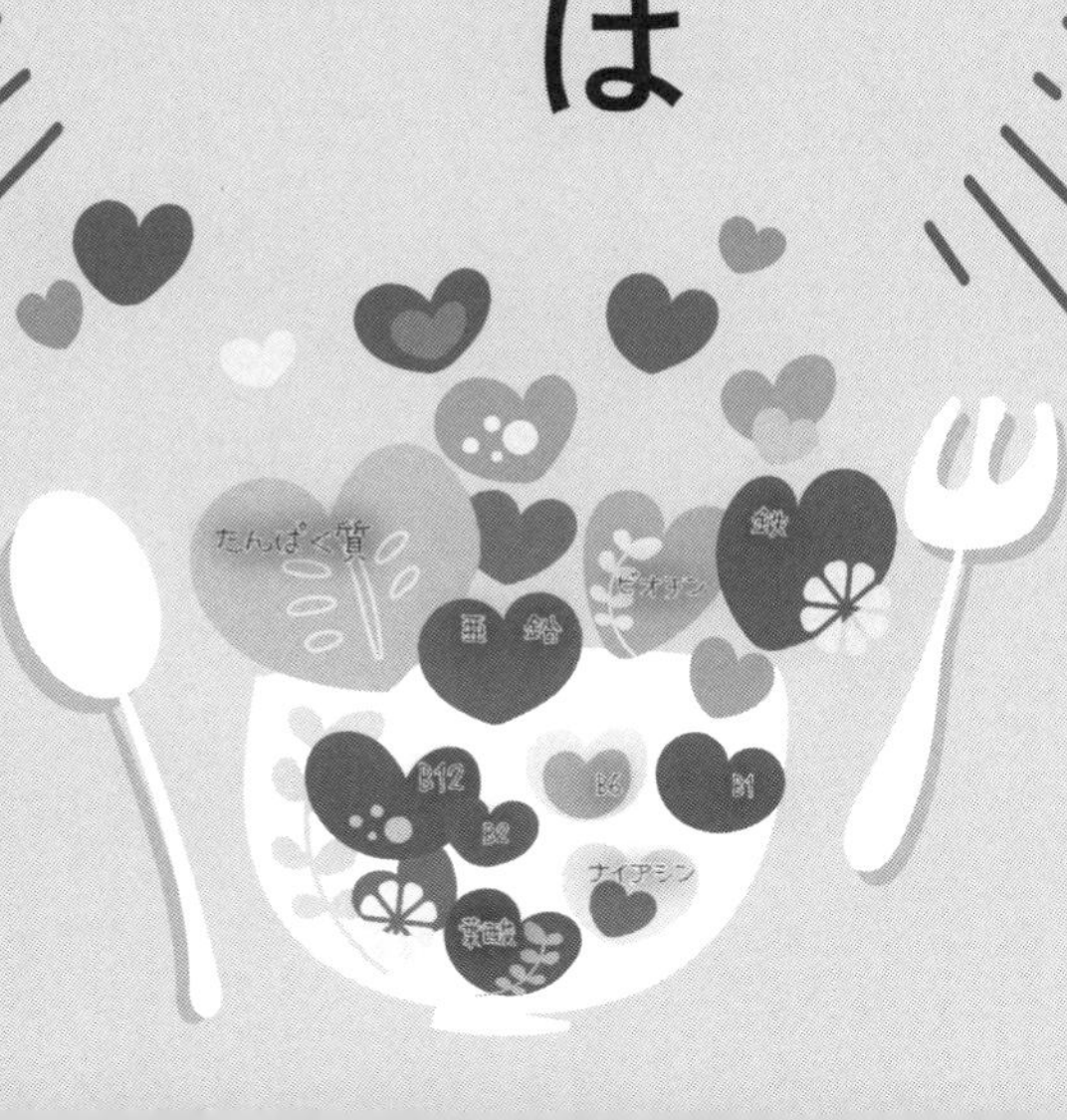

ビタミンB群は知能指数にも影響する

ビタミンB群には、ビタミンB_1、B_2、B_6、ナイアシン、パントテン酸、B_{12}、葉酸などが含まれます。

第3章で、各種の代謝がスムーズに進むためには、それを促す「酵素」が必要ですが、酵素そのものもまた、タンパク質。なのでタンパク質の量を十分摂ることが必須だとお伝えしました。

さらにいうと、酵素がまともに機能するためにはビタミンB群が必要なのです。

代謝とは相互に関係し、影響し合う流通網のようなものなので、1か所でも滞るとその影響で重大な障害をもたらす場合があります。

ビタミンB群は脳・神経系で特に需要が高く、**子どもにおいてはB群を十分に摂れたかどうかで、脳神経系の発達具合、さらには知能指数（IQ）にも歴然とした差が出ることがわかっています（※）。**

[ビタミンB群の代謝図]

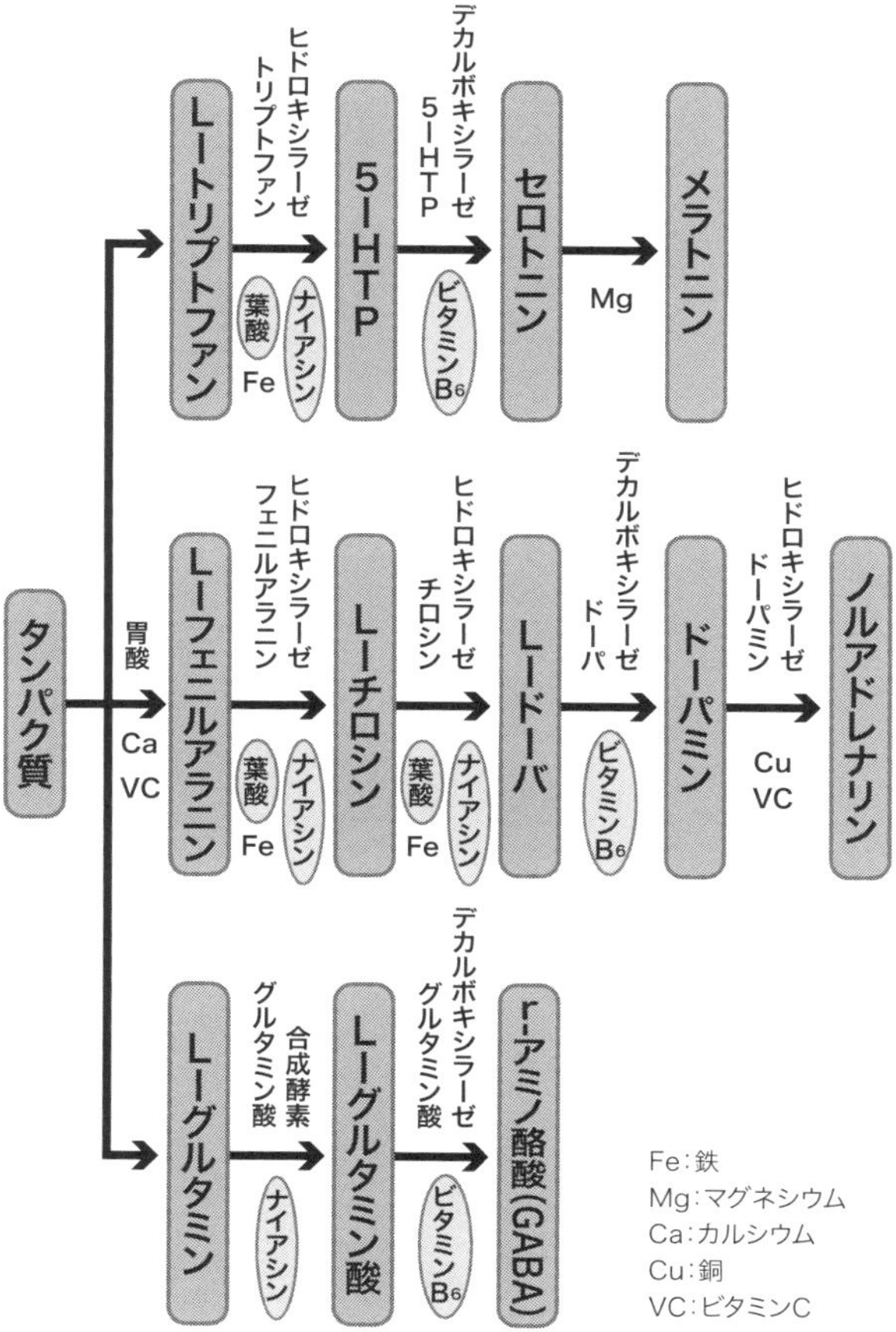
タンパク質
胃酸
Ca
VC
L−トリプトファン
トリプトファン
ヒドロキシラーゼ
葉酸
Fe
ナイアシン
5−HTP
5−HTP
デカルボキシラーゼ
ビタミンB6
セロトニン
Mg
メラトニン
L−フェニルアラニン
フェニルアラニン
ヒドロキシラーゼ
葉酸
Fe
ナイアシン
L−チロシン
チロシン
ヒドロキシラーゼ
葉酸
Fe
ナイアシン
L−ドーパ
ドーパ
デカルボキシラーゼ
ビタミンB6
ドーパミン
ドーパミン
ヒドロキシラーゼ
Cu
VC
ノルアドレナリン
L−グルタミン
グルタミン酸
合成酵素
ナイアシン
L−グルタミン酸
グルタミン酸
デカルボキシラーゼ
ビタミンB6
r-アミノ酪酸(GABA)
Fe：鉄
Mg：マグネシウム
Ca：カルシウム
Cu：銅
VC：ビタミンC

（※）1995年の研究。母親がビタミンB_1、B_2、ナイアシン、鉄を妊娠中に摂っていた場合は、摂っていなかった場合に比べてIQが8高くなりました（子の4歳時における189人のテスト結果）。一般に、大きな努力をしてもIQを5上げるのはたいへんなことであり、10高まれば人生に大きな影響が出るといわれています。妊婦が積極的にビタミンB群を摂ることは最も効率のよい「頭のよい子に育てる方法」ともいえるのです。

IQに限らず、胎児のうちから十分なビタミンB群が与えられることによる恩恵は、母子ともに大きなものがあります。たとえば分子整合栄養療法では妊活から妊娠期、授乳期にわたり、十分な栄養素摂取を助言します。特にビタミンB群が十分ある環境で育った赤ん坊は、新生児の初期から6時間程度連続して眠れるので夜泣きが少なく、不機嫌や人見知りも少なく、笑顔が多く穏やかなので、親もとても育てやすいのです。

ビタミンB群はもちろん、成人にも多大な影響があります。

たとえば、特に女性に多いバセドウ病など、甲状腺機能亢進症では、甲状腺ホルモンを抑える薬が処方されます。このホルモン値が血液検査上で正常化してもなかなか自覚症状が改善しない人は、ビタミンB群が欠乏していることが多いのです。

現代の食生活ではビタミンB群が欠乏しやすい

本来、ビタミンB群は動物性および植物性食品に広く含まれていて、普通に暮らしていれば特に欠乏はしないと、常識では考えられています。しかし実際には、かなりの人がビタミンB群欠乏予備軍に入ると考えられます。理由は、次のとおりです。

・精白した小麦粉や米を主食にしたり、加工食品を多く使ったりする食生活で、食品中のビタミンB群の含有量が大幅に低下した
・飲酒すると、その代謝にビタミンB群が消費されてしまう
・生活習慣病による体内の慢性的炎症、ストレス、感染症、がんなどでビタミンB群の消費量が増える

・高齢者では全般的に栄養が欠乏しているが、日本を含めて先進国は高齢者が多い
・経口避妊薬（ピル）、ステロイド、気管支ぜん息治療薬、抗生物質、制酸薬（胃酸を抑える胃薬）、利尿薬、抗けいれん薬などでビタミンB群の体内消費量が増える
・現代で「普通」とされる食生活パターンが高糖質であり、糖質の代謝には多量にビタミンB群が消費されてしまう

糖質（炭水化物および甘味）を摂りすぎて肥満や糖尿病、虫歯になるというのは、皆さん常識として知っているでしょう。しかしもっと怖いのが、毎日多量の糖質を取り続けることで脳神経の機能がうまく進まなくなり、その結果として種々のメンタル疾患（うつ病、パニック障害をはじめとする不安障害、睡眠障害、てんかん、認知症など）になるリスクが高まることです。

実際、私が見聞した事例でも、以下のものがありました。

・カップラーメンばかり食べていた予備校生がウェルニッケ脳症（ビタミンB_1の欠

乏による病気。意識障害、立てなくなるといった神経疾患）になり、大学病院に搬送された

・つわりがひどくて数か月間嘔吐し続け、まともに食事できなかった妊婦がウェルニッケ脳症になった（妊娠前から十分ビタミンB群、特にB_6を摂っている女性は、つわりになりにくい）

・拒食症でガリガリにやせた若い女性がペラグラ（ナイアシン欠乏による病気。全身倦怠感や意識障害、うつ状態や不安、妄想や幻覚、下痢、皮疹）になった

精神的ストレスが強いとビタミンB群を消耗する

精神的ストレスが強かったり、長く続くと、それだけでもビタミンB群を消耗します。このとき、実際に検尿すると、ストレスを与えられた直後の尿中にビタミンB_1の排泄量が急増したという実験があります。

ここから応用として考えられることは、**受験生など長時間勉強しなければならない人や、プレッシャーに対抗して成果を上げなければならない人は、積極的・定期的に多めのビタミンB群を摂取するよう心がける必要がある、ということです。**

また悪夢が多く、寝言や歯ぎしりといった、脳と身体の過緊張や睡眠の質の低下からくる症状にも、ビタミンB群を十分量補給することで改善することが確認されています。

てんかんがあり、薬のみではなかなかうまく制御できなかった発作が、ビタミンB_6をはじめとするB群補給により改善が見られることもあります。

さらに自閉症やＡＤＨＤ（注意欠陥多動性障害）など発達障害といわれる症候群の人たちの特性の一つとして、五感、特に音に過敏というのがありますが、これに対してビタミンB群（特にB_1とナイアシン）を入れると改善がみられます。

最近「ＨＳＰ（非常に敏感なタイプの人）」という用語が注目されており、こちらは五感のみならず他人の気分や言動に影響を受けすぎ、振りまわされて疲れるタイプをいうようですが、脳神経系の過緊張を緩和し、適度にリラックスさせるというビタミンB群の作用を考えると、効果が期待できます。

またＰＭＳ（月経前症候群）や月経痛にもビタミンB群（特にB_6）がよく効きます。

私自身も初潮時からずっと月経痛がひどく、月に3～5日間は鎮痛剤を倍量のんでようやく日常生活を送れるというほどのつらさでした。漢方で緩和できるという婦人科医を何人か訪ねては処方してもらいましたが、残念ながらはかばかしい改善はありませんでした。

ところが分子整合栄養療法にて食生活の改善と、医療用のビタミンB群サプリを使ったところ、3か月めで6割程度に減り、半年後以降は痛みゼロとなりました。

もちろん個人の体質やそのときに欠乏している栄養素により、鉄や亜鉛、EPAなども必要な人もいるでしょう。しかしいずれにしろ、薬と違って本来身体が欲しているものを補給することで症状緩和・機能改善するしくみなので、本質的な治療法だと、つくづく感じたものです。

産婦人科領域ではほかに、妊婦に葉酸の必要量が増大しますが、供給量不十分だと二分脊椎など神経の先天異常が起こる確率が高まってしまいます。これは葉酸補充で予防できるため、米国では何十年も前から小麦粉などには葉酸添加が義務づけられ、さらに妊娠初期にはサプリメントでも補給することが普通に行なわれてきました。

日本でも厚生省（当時）母子保健課が2000年末からようやく、妊娠を計画する女性にサプリメントによる葉酸摂取を推奨する通知を、全国都道府県の母子保健課に送付しました。成人所要量は1日200μg、妊婦は400μgです。

あなたに必要なビタミンB群の摂取量は？

前述した、タンパク質が３系統の流れに沿って神経伝達物質（いわゆる脳内ホルモン）へと代謝されていく図（99ページ）を見てわかるように、一つ一つのプロセスでナイアシン（B_3）やビタミンB_6、葉酸（B_9）などが関わっています。三大栄養素のあと二つ、すなわち糖質と脂質においても、19ページの図のように、代謝プロセスにはナイアシン（B_3）などはもちろんのこと、B_1、B_2、パントテン酸（B_5）、ビオチン（B_7）といった他のB群も、もれなく関わっています。そして一つのビタミンBが代謝されるのにも、別のビタミンBの働きが必要です。なのでビタミンB群は「B_1」とか「葉酸」など単独で摂るのではなく、文字どおり「ビタミンB群」として、グループ全体を摂取することがポイントなのです。

前述したとおり、厚生労働省の「日本人の食事摂取基準（２０２０年版）」では、ビタミンB群についても1日の推奨量を掲載していますが、これらは昔から知られるような、古典的で急激に命に関わるような重度の欠乏症（脚気、ウェルニッケ脳症、ペラグラなど）を予防するために必要とされる最低量です。飽食の時代といわれる現代においては、本章で述べたような極端に偏った食生活や不食状態を続けない限り、このタイプの欠乏症として発症する人は、確かにまれでしょう。

しかし一方で、現代で問題になっているのは、より長期的でこれといった原因がわからず、標準的な診察や検査では異常が見つからず、しかし社会生活はもちろん日常生活にも支障をきたして、本人や家族などに大きな苦痛を与え続けるような症状です。典型的なのはうつ病や不安障害、睡眠障害、身体の諸症状（痛み、めまい感、吐き気、便秘や下痢、しびれ感、アレルギー症状、微熱など）です。また各種生活習慣病——糖尿病や高脂血症、そしてがんや認知症もそうです。

こうした諸症状の背景にも栄養欠乏があるのですが、それを改善・予防するためには、従来の栄養素量では全く足りず、たいがいはその数十倍は必要です。

たとえばビタミンB群。例としてB_1を取り上げると、厚労省の1日の推奨量は、年齢や性別もありますが、ざっくりいうと1㎎程度です。しかし**現代人の諸症状を改善・予防するには1日あたり50〜150㎎程度は必要**、というのが分子整合栄養療法での見解です。もちろん実際には本人の体重や体質、それまでの食生活、活動量、ストレス対処能力がどの程度あるか、睡眠や人間関係をどの程度維持できているかなど、考慮すべき多くの要素があるので一概にはいえません。

また栄養素をサプリメントで摂る場合には、サプリは医薬品と違って品質管理がゆるいので、ラベルどおりの量が含まれていない確率も結構あります。自分で試みる場合には、たとえば日に50㎎を1〜3か月続けてみて、自覚症状や血液検査データで改善があるかを確認しましょう。

改善がみられない場合には、サプリの品質が悪いか、品質がよくてもあなたにとって十分量が摂れていなかったと推測して、少しずつ摂取量を増やしてみて、また数か月後にはチェックする、といった地道な自己モニタリングが必要となります。

コラム1 栄養に関する「危険」情報は、必ずしも正しいとは限らない

「砂糖や穀物を減らそう」というと、砂糖関連業界や農作物業界から、「薬を減らしてサプリものもう」というと、製薬業界（および製薬会社から利益を受けている標準医療業界）から、猛反対を受けることも珍しくありません。そうした際には厚労省も巻き込んで、繰り返し大々的なキャンペーンを張られて目立つので、なんとなくテレビなどマスメディアを眺めていると、そちらが真実だと感じるようになってしまいがちです。

もちろん中には明らかに劣悪なもの（品質が悪いだけでなく、日本では違法な成分が含まれるなど）によって病気になった人もいるので、常に注意は必要ですが、一方で**政府や医療や科学を標榜する団体が常に善意・中立・正確な情報提供をしているとは思い込まず、適切な批判精神は自分でもつようにすることは必要です。**これまでの医学の歴史をざっと振り返るだけでも、正しい情報発信者が長年弾圧され続けてきた例は、数多くあるのです。

今回はビタミンB群の章ということで、主にこの栄養素に関する話題をしましょう。

【例1】ビタミンB群サプリを多量に摂った喫煙男性の肺がんリスクが高まったという研究

これは2017年発表の新しい研究であり、サンプル母数も7万7千人余り、調査期間も10年という長期にわたるものであり、その意味では信頼性の高いものといえます。調査の方法も「前向きコホート研究」というものであり、信頼性の高い研究方法を6段階に分けたうちの、上から3番めに入ります。

一方でコホート研究は、被験者の自己申告による情報が多いため、因果関係が不明、もしくは間違った因果関係に導かれる危険性もあります。一例でいえば、「ビタミンB群のサプリ」といっても、その品質はピンからキリまであります。また「サプリを多量にのんでいる人」は、調査開始時には病気になっていなくても、そうなる不安がより高い人が多いという推測も成り立つでしょう。たとえば暴飲暴食、シフト勤務、運動不足、ストレス過多、などです。こうした生活習慣だからこそ、自ら多量のサプリを買い求めて使うし、そのサプリもビタミンB群のみならず、他のさまざまなサプりだって併用している可能性が高いでしょう。中には劣悪品質のものも含まれているかもしれません。そうした劣悪サプリの影響をどう排除したというのでしょう？

この研究で、男性や、特に喫煙男性において、ビタミンB_6とB_{12}を多量に摂っている男性ほど、肺がん発病リスクが高まった、というのです。

一方で女性にはこのような関連性はみられませんでした。またビタミンB群でもB_6およびB_{12}以外では、特にこうした関連性は示されませんでした。

まず、以下の点で疑問を感じます。

・性ホルモンがその発症や進行に影響するがん（前立腺がん、乳がん、卵巣がんなど）以外で、なぜ性別で発症リスクに差が出るのか？

・なぜ、男性でも特に喫煙者に、より害が大きく出たのか？

一般的にビタミンB群、C、D、Eといった栄養素は、それがよい品質のものならば免疫力を改善し、がんの発症率を下げたり、すでに発症したがん患者の進行を遅らせることが知られています。

これが知られるようになったきっかけは、ホッファー氏が知人の内科医などから、がん患者の精神症状の改善のための栄養素の使い方の相談を受けたことです。助言を続けているうちに、不安や不眠、うつ病といった精神症状が改善しただけでなく、主治医の予想よりもがんそのものの予後も改善し、死亡までの期間が延長したのです。しかも体力も回復したので、栄養療法をしなかった患者に比べて、最期の日々まで日常動作が可能だったり、家族との意思疎通がしやすくなるなどの、残された人生の質が明らかに向上したのです。こうした患者たちが何人も出現したので、ホッファー氏は身体面特にがんについての分子整合栄養療法の本『Healing Cancer（がんを癒やす）』も著したほどです。

しかしここで挙げた研究では、それと反対のことを述べています。その理由についても結局、不明としています。

年間6000本の論文を読むサイエンス・ライターの鈴木祐氏もその著書『服用危険　飲むと寿命が縮む薬・サプリ』（鉄人社）の1番目で「マルチビタミンサプリ」を挙げていますが、その理由は結局のところ、次のように述べています。

「マルチビタミンで悪影響が出る理由については、まだ研究者の間でも統一した見解が出ていません。一説には『余分な栄養の摂りすぎで身体に害が出るのでは？』や『抗酸化物質が変化して細胞に傷をつけているのでは？』とも言われますが、真相を知るためには、さらなる検証が必要でしょう。

また、現時点では、必ずしもマルチビタミンが悪だと決まったわけでもないので、そこも注意が必要です。実際、ここで取り上げたデータを見ると、いずれも相対危険度は大した数字ではありません。簡単にいえば、『もし害があったとしても、そこまで怖がらなくてもいいレベル』です」。

つまり「お金をかけて長年サプリをのんでも、がんを含む病気予防の証拠は出ていない。だから野菜や魚をたっぷり食べて、よく眠って、運動したほうが実用的」という、誰が考えても正当であたりまえな結論に行き着いています。しかしこのような本を出し、危険第1位として書かれていては、一般読者は怖くなってしまいますよね。

分子整合医学ではきちんとした生化学的理論に基づいて説明可能です。もちろん個体ごとに遺伝体質、気質、生活環境など千差万別なので、血液などのデータから示される実際の栄養状態に対して有効と判断されるサプリを十分量補充したうえで、3～6か月ごとに自覚症状および再検査の値で効果とリスクをモニターしていくのが、科学的かつ中立的なスタンスではないでしょうか。

ちなみにビタミンB群に関する類似の研究では、こんなものもありました。

【例2】ビタミンB群サプリを多く摂った人ほど前立腺がんの発症リスクが高まった（2007年）

【例3】ビタミンB_6、B_{12}摂りすぎた女性で股関節骨折リスク上昇（2019年）

【例1】【例3】とも、ビタミンB群すべてではなく、特定のもの（B_6やB_{12}）を多量に摂っている人で発がんリスクが高まったとありますが、本章ですでに述べたように、ビタミンB群はお互いの存在下で相互調整しながら機能を調整しているため、「B_6のみ」とか「B_{12}のみ」多量にサプリでのみ続けた場合、有害作用に対しての生体の自動調整が働かず、障害につながる可能性はあります。

また【例2】の論文の中身をよくみると、多量のビタミンB群を摂って害が最も強く出た人は、前立腺がんの家族歴をもつ人と、他のサプリ（セレン、β《ベータ》-カロテン、亜鉛）も摂っていた人であり、つまりは遺伝的要因がそもそも強いことや、多種かつ多量の品質不明のサプリの複合的影響を考慮に入れなくてはなりません。

そして【例1】と同様、被験者たちの栄養状態（標準医学でいう「正常値」に入っていても、分子整合医学的には潜在的栄養欠乏があることは十分ありうる）については何も言及されていないので、これらの研究そのものにどれほどの意味があるのかも、かなり疑問です。

なお、2012年の、しかもコホート研究よりも信頼性の1段高い「ランダム化比較試験」における、1万5千人近い男性への11年間にわたる研究では、マルチビタミンサプリによりがんの総発病率が低下、という結果が出ています（ただし前立腺がん、大腸がんなど個別がんの発病率への影響なし。さらに、効果はがんの既往歴のある人の場合であり、元々がんのなかった人に対してはサプリ摂取の有無は無関係でした）。

【例4】「ビタミンCを摂っても風邪やがんの予防や治療にはならない」という学会の主張と、最近の動き

ビタミンB群ではありませんが、関連する話題として、ビタミンCが標準医学の権威ある人々にいかに排斥されてきたか、その後どうなったかについてお伝えしましょう。

分子整合医学をホッファー氏と共同開発し、生涯で2度もノーベル賞を受賞した化学者ライナス・ポーリング氏は、ビタミンCの大量投与が風邪はもちろん、がんの治療にも有効であることを主張し続けましたが、米国の権威筋であるメイヨー・クリニックや「米国科学アカデミー紀要」誌（「サイエンス」誌や「ネイチャー」誌と並ぶ、非常に権威ある医学専門誌）には掲載を拒否されたり、ようやく実施された追試研究では対象患者や観察期間、ビタミンCの投与手段に不備があるから効果が出なかったのを「ビタミンC療法は無効である」と発表されるなど、長い抑圧の憂き目に遭い続けました。そして没後11年経った2005年になってようやく、「アスコルビン酸（ビタミンC）は選択的ににガン細胞を殺す」という論文が『米国科学アカデミー紀要』に掲載されたのです。著者は米国国立衛生研究所（NIH）、米国国立ガン研究所（NCI）、米国食品医薬品局（FDA）に所属する化学者、そしてアイオワ大学フリーラジカル・放射線研究部門のドクターといった、そうそうたるメンバーによるものでした。ここに至るまで、35年かかっています。

ホッファー氏も、患者や、理解ある一部の医師たちに広めて来た分子整合医学がようやく認められるようになってきたのに40年はかかった、としみじみ述べています。

これほど、「主流」と違うことを主張すると、それがどんなに正しく、患者たちのためになるものであっても無視や嘘の宣伝をされがちなのです。

よく、科学的だと自認する人が「科学はあくまでも事実を重視している。だからきちんとした実験や研究成果を示せば、認められる。認められていないということは、それが正しくないからだ」と主張しますが、医学を含めて物事は決してそのような論理的・中立的・善良なものではありません。

しかしあなたやあなたの大切な人たちの健康を守るためには、あなた自身が常に複数ルート（つまり、テレビや読みやすい広告記事などのマスメディアだけでなく、ちゃんとした本や論文からも）できるだけ情報を集め、自分で判断できるようにしておく必要があるのです。

コラム 2

減塩しすぎるとビタミン B_1 の効果が出にくくなる

これは、日本に分子整合栄養療法を広めた金子雅俊先生の経験された事例です。

長距離走選手のパフォーマンスを上げようと、ビタミン B_1 の補給をしたのに一向に効果が出ないので生活状態を調べたところ、極端な減塩食生活をしていたそうです。

このように極端に食塩（ナトリウム）が欠乏しているとビタミン B_1 の吸収が阻害されてしまいます。

●第4章まとめ●

□ビタミンB群には多くの種類があり、相互に作用し合って活性化する。したがってサプリなどを使う場合は、特定のビタミンB（B_1のみとか葉酸のみなど）で摂取するより、同時に数種類含まれたものをのむのがよい。

□妊婦が十分なビタミンB群を摂ると、自身のつわり症状が軽減しやすいだけでなく、胎児の先天異常を減らす、新生児の夜泣きが減る、子供のIQが向上するといった多くのメリットがある。

□ビタミンB群欠乏があると、女性に比較的多い甲状腺機能亢進症（バセドウ病）でホルモン療法をしても、効果が出にくい場合がある。

□ビタミンB群が欠乏すると、うつ病、パニック障害をはじめとする不安障害、睡眠障害など、さまざまな精神症状をきたしやすい。

□飽食の時代といわれる現代でも、精白したご飯・パン・麺類のみの食生活だったり、極端なダイエットなどでほとんど絶食するような時期が長引いたりす

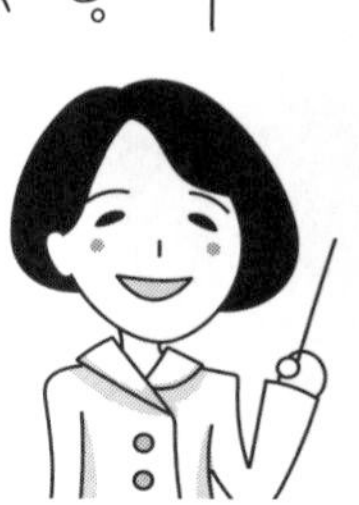

ると、さらに重度のビタミンB群欠乏症（脚気、ウェルニッケ脳症、ペラグラなど）になりうる。

□多種類の薬を継続的に服用している人、多量の飲酒を続けている人も、ビタミンB群欠乏を起こしやすい。

□強いストレスが長引くと、平穏時よりも多量のビタミンB群が消費されるため、意識的に余分に補給する必要がある。

□受験勉強やプレッシャーのかかる仕事をするときにも、意識的にビタミンB群摂取量を増やすのがよい。

□ビタミンB群は天然の抗うつ薬、精神安定剤、睡眠薬のような効果があり、ストレスによる心身のダメージを予防したり、改善を助ける。

□音をはじめとする感覚過敏、ADHD（注意欠陥多動性障害）などの発達障害、てんかん、PMS（月経前症候群）においても、症状を緩和することが期待できる。

□厚生労働省が推奨する「日本人の食事摂取基準」は、あくまでも古典的で致命的な欠乏症を予防する最低量。本書で取り上げている「ただちに命に別状はないが、常に不調でしかも原因不明の症状」を改善するためには、この食事摂取基準よりも数十倍の量が必要な場合が多い。

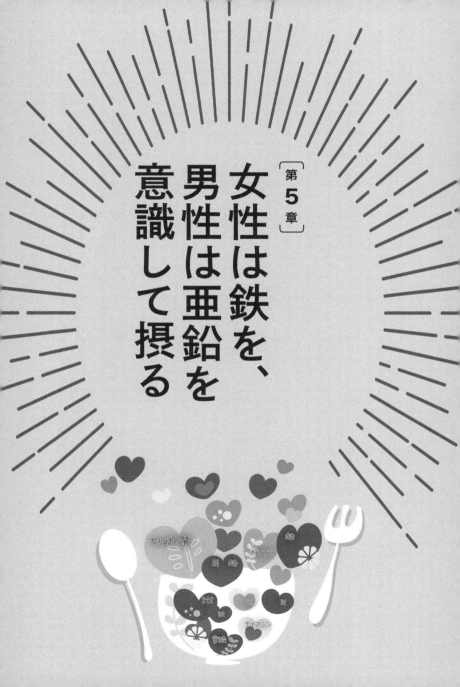

第5章

女性は鉄を、男性は亜鉛を意識して摂る

日本人女性の心身の不調は「鉄不足」を疑うべき

鉄（鉄分）不足といわれても、読者の多くはピンとこないかもしれませんね。

「確かに食品に「鉄分強化」をうたうものがいくつも販売されていたり、鉄入りサプリも何種類もあるから、鉄を補給したほうがいいのかなあ……？

でも今のところ自分は、会社の健康診断で貧血を特に指摘されてないし、まあ、気にするほどのこともないか……」。そう思っている女性は、多いことと思います。

その一方で実は、こんな諸症状の原因になっていることもしばしばあります。あなたにいくつあてはまるでしょうか？

〈身体症状〉

・疲れやすい

・冷え性（寒がり）

[鉄不足の症状]

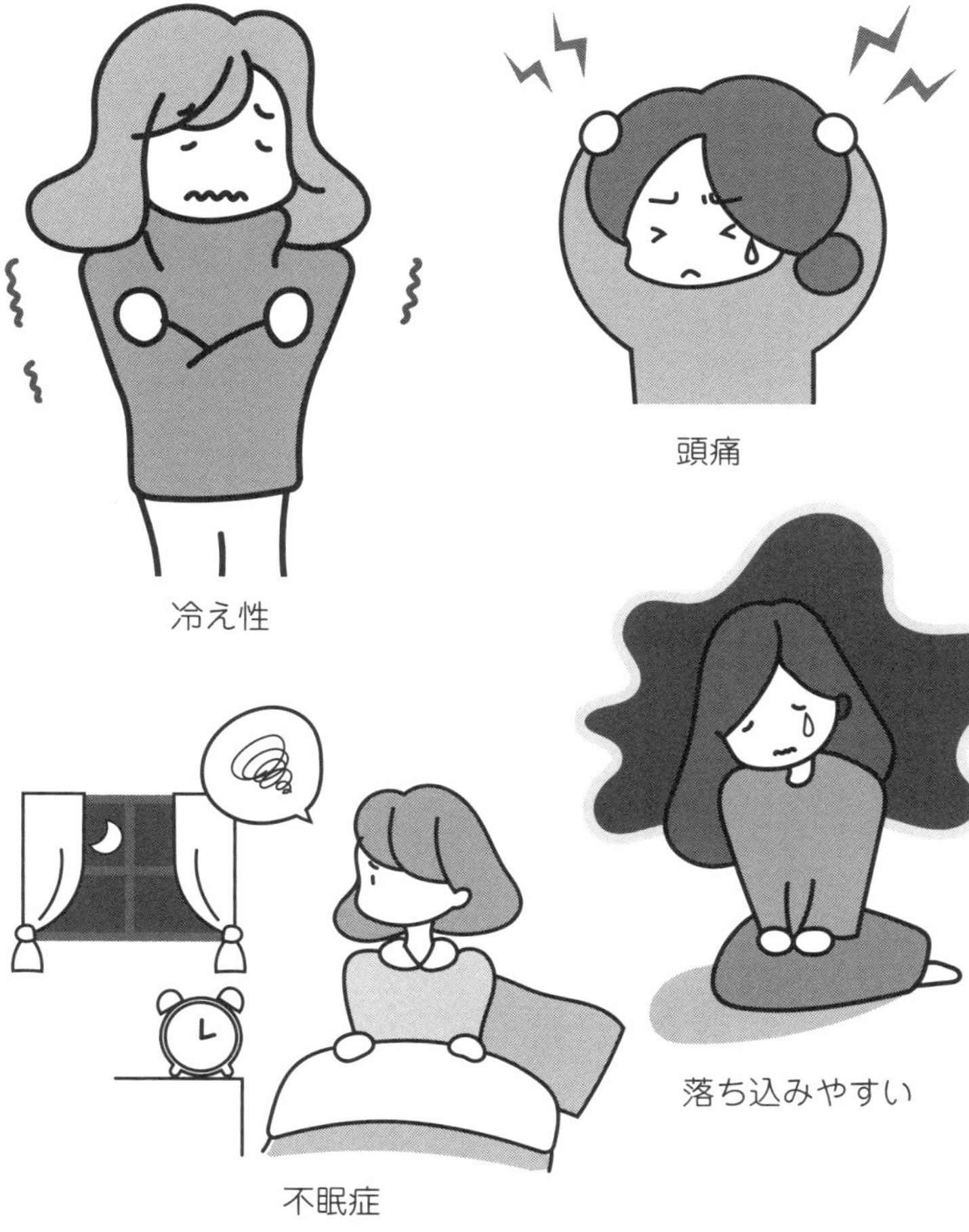

・頭痛持ち
・めまい（立ちくらみ）、吐き気をよく起こす
・喉がつまる感じ、原因不明の咳発作、ドライアイといった粘膜乾燥や違和感
・肌荒れしやすい、すぐ青あざができるなど皮膚が弱い

〈精神症状〉
・不安、悲観的、落ち込みやすい一方で、イライラしやすく、気分の浮き沈みが激しい
・睡眠障害（寝つきが悪い、眠りが浅い、十分長く眠れない、あるいは時間的には長く眠ったはずなのに熟睡感がなく、目覚めた瞬間からぐったりしている）

こういう女性の典型的な状態は、たとえば以下のようなものです。

・前夜なかなか寝つけず、眠りが浅かったのもあり、目覚ましで無理やり起きてもなかなか起床できず、1時間くらいベッドでダラダラしてしまう

・ようやく起床しても到底朝食を食べる気になれず、せめて少しでもすっきりしようとコーヒーを飲む（カフェインと砂糖の補給）。すると、その直後は少し気分がよくなる気がするが、数十分から2〜3時間もするとまたイライラ、倦怠感、落ち込みなどの心身の不快症状が出てくるので、コーヒーやチョコなどのカフェインと砂糖入りの食べ物をほしくなる
・ストレス耐性が低いので、まわりの環境や人間関係ですぐイライラしたり、不安や落ち込みを感じがちになる。その結果、安定したよい人間関係を保てない
・月経周期が不安定だったり、月経前〜最中にかけてイライラ・落ち込みといった精神症状や、腹痛などの身体症状に悩まされる

ただでさえ、女性は思春期の初潮以降、毎月のように月経による出血で鉄が失われ、妊娠すれば胎児にできるだけ栄養を分け与えようとするため、妊娠前からよほど気をつけて栄養を摂るように心がけていないと、年数が経つほど、出産を重ねるほど、栄養欠乏が重症化していきます。

たとえばある女性はずっと頑丈で、体質のおかげもあってか、30歳を超えても虫歯

1本ないほどでした。第一子を30歳前に出産したまではよかったのですが、その数年後に第二子妊娠中から虫歯が複数発生するようになり、つわりもひどくなり、1か月の早産となりました。

また、普段から食が細く、偏りの強い食生活だったり、年子など、立て続けに妊娠出産したりした結果、うつ・不眠・パニック発作・自殺願望といった強い精神症状をきたし、初めて精神科を受診した、という人もいます。

このようにいわゆる**「マタニティ・ブルー」**とか、月経周期に連動する心身の不調の背景に、鉄をはじめとする中程度以上の栄養欠乏がある可能性は高いのです。

なぜ鉄不足でメンタル不調になるのか？

健康診断で指摘されるような明らかな貧血にならない限り、普通の生活をしていればいいし、鉄不足なんて自分とは無縁……そう思っている人は多いと思います。しかしタンパク質の章でも述べたとおり、欧米人に比べて日本人は昔から肉など動物性食品の摂取量が少なく、したがって肉などからの、吸収しやすい形の鉄を摂れていないため、潜在的な（つまり、標準医学での「正常値」ではひっかからないレベルの）鉄欠乏症状をもちながら、それが鉄不足のせいだと知らない人が多いのです。

そういう人は自分の症状をどう受け止めているかというと

「自分は低血圧だから、朝が弱いのだ」

「もともと体力がない体質で生まれたので、しかたがない。私の母親もそうだったし」

といったものが多いです。しかしちゃんと自分の鉄欠乏状態を知り、それを補給すると、症状も改善できるので、ただあきらめて日々を耐えて過ごす必要はないのです。

第4章のビタミンB群の代謝図（99ページ）を見るとわかるように、鉄が十分存在することで、食事のタンパク質を原料にして、精神の安定や意欲を保つための神経伝達物質（いわゆる脳内ホルモン。抗うつ薬が活性化しようとする「セロトニン」「ドーパミン」「ノルアドレナリン」など）が分泌・代謝されます。慢性的に重度の鉄欠乏があると、そうした重要な脳内ホルモンがまともにつくれなくなります。

眠るために必要な、いわば天然の睡眠薬のようなホルモン「メラトニン」もつくれなくなるため、「いつも疲れていてだるいのに、いざベッドに横たわっても寝つけない、夜中に何度も目が覚める」といった、睡眠の質の低下が出てきます。

実際にはこれ以外にもさまざまな代謝回路のプロセスにおいて、鉄は必須のミネラルです。一例を挙げると、鉄がヘム鉄となって血液中の赤血球に豊富に含まれることで体内の酸素が有効活用され、効率のよいエネルギー産生が可能となります。逆に鉄欠乏状態では、いわば慢性的に体内が**「酸欠状態」**となり、低酸素状態でかろうじてつくられる少ないエネルギーしか得られません。その結果として冷え性や疲れやすさ、ストレス耐性の低さが出てしまうのです。

これはちょうど、停電が起きたときに、病院や公共施設など絶対に電力ゼロになってはならない場所では非常時用の自家発電はあるものの、その出力も持続時間もごく限られており、長くは続けられないことと似ています。なのでもしあなたが、「非常時の低電力モード」から「本来のフルパワー発電モード」に改善したいなら、鉄をはじめとした十分な栄養補給をしていく必要があります。

ところで科学技術の進歩に伴い、従来からは予想できなかった、新たな問題点も発生しており、各人がよく注意しておく必要が出てきています。

「人工鉄」は鉄不足を救うのか？

栄養素の生化学的な研究をとことん行ない、分子整合医学の理論と効果を論理的に構築・展開してきた2人の偉大な開発者、エイブラム・ホッファーとライナス・ポーリング。

この2人のリーダーと、彼らが直接指導した、創業期医師たちは「人々のために、従来型の医学（標準医学）の限界を克服し、皆をより幸福にするのだ」という展望をもって分子整合医学に取り組んできました。

標準医学で巨大な利権をもつ医学界および製薬会社とマスメディアの激しい非難や排斥運動を受け続けながらも、その根底的な意志が揺らぐことがなかったおかげで、分子整合医学は開発から40～50年もかけてじわじわと、草の根レベルで世界に広がってきました。

しかし、ポーリング氏は1994年、ホッファー氏も2009年に亡くなりました。

時代の流れと新技術の発展に伴い、これまでは存在しなかった問題も発生するようになっています。

最も憂慮されるのは、もともとは分子整合医学に深い共感と理解をもち、自身も一般人の啓発のための教育情報を多数発信してきたような人たちが、（おそらくは不十分な理解、もしくは誤解によって）本来なら言ってはいけないような、不正確な内容を発信しはじめていることです。

もしもポーリング氏やホッファー氏が現在も存命中ならば、決してこうした内容の情報は発表できなかったでしょう。

１９８０年代に、ある会社が「グリシン」というアミノ酸と鉄をキレートさせた（強力な化学結合をさせた）「キレート鉄」という、鉄を取り込んだ人工的な物質を製造しました。

従来、鉄は人体に必須のミネラルでありながら、吸収率が非常に低く、かつそのままの形で体内に多量に存在すると強い毒性（活性酸素）を発するため、鉄の吸収量や、体内のどこで安全に保存するかということについて、厳密な管理ができるよう、代謝システムが進化してきました。

植物は土壌からの鉄（これも、吸収できるのはわずか）を一生懸命摂り入れますが、人を含む雑食動物はそれを食べることで、（土壌の中よりは）濃縮した鉄を摂り入れることができます。「でも、草食動物は植物しか食べないのに、どうやって鉄分やタンパク質を吸収しているんだ？」という疑問を感じたあなた。気になる方は、以下の説明もお読みいただければと思います。

草食動物の消化機構は、私たち雑食動物のものとは全く異なります。草食動物は、植物からだけでも十分に栄養素を吸収できるよう、以下のようなシステムが身体に備わっているのです。

まず、セルロースをはじめとする食物繊維を徹底分解・吸収します。この時点で、かたく消化困難だった細胞内にあった、鉄をはじめとする無機ミネラルも細胞外に出てきます。

このために、牛・ヒツジ・山羊などは四つの胃をもち、食事の合間に、前に食べた物を口に吐き戻して日に何時間も反すう（かみ直し、唾液と再度混ぜる）しています。そして胃には、植物を発酵させて、タンパク質やアミノ酸をつくり出す微生物が住んでいます。

ウサギは反すうをしませんが、「糞食《ふんしょく》」という別の手段を持っています。自分が排泄した糞を食べて2度消化し、必要な栄養素をむだなく吸収するというやり方です。

馬は反すうや糞食はしませんが、ウサギと同様に非常に発達した盲腸をもち、ここを発酵タンクとして、やはり共生微生物により植物の繊維質を分解して栄養を取り出しており、その能力は人間の数十倍に及びます。

このように身体の特殊な機構がそろって初めて、植物のみで栄養を十分摂れるということになるのです。こうしたシステムのない人間が草食動物の真似をしようとしても、残念ながら栄養障害になってしまうだけです。

こうして苦労して手に入れた鉄も、動物の場合には、金属イオンのままではほとんど体内で活用できないため、ある種のタンパク質と結合することで鉄の吸収力を上げたり、吸収した鉄を定められた場所の細胞に保存したり、必要に応じて放出し、運搬したりと、毎日体内の鉄の充足度をモニターしながら、厳密に量を管理しています。

動物に吸収済みの鉄は、ヘムタンパクなどと結合した「ヘム鉄」という有機鉄の形になっており、ヘム鉄などは植物体内にある鉄のむき出しの形（無機鉄）よりも数倍から十数倍の吸収率があります。

たとえば無機鉄の吸収率は2～5％程度なのに対し、ヘム鉄を代表とする有機鉄は10～20％近くの吸収率があります。

そして前述したように、無機鉄は鉄イオンがむき出しなので活性酸素を多量に発生させ、まわりの細胞を攻撃して傷つけてしまいます。このせいで、鉄欠乏があるからと医療機関で処方された鉄剤（無機鉄）をのんだり、自分で鉄サプリ（ほとんどの製品が安価な無機鉄です）を買ってのむと、胃腸の粘膜が炎症を起こすので、胃がもたれたり、腹痛や下痢あるいは便秘を起こしたりしやすくなります。

また吸収率が非常に低いため95％以上の鉄が便中にそのまま排泄されるので、便が黒くなります。

これに対してヘム鉄はヘムタンパクと結びついているおかげで吸収率が高く、活性酸素を発生しないので胃腸障害を起こしにくいし、便も黒くなりません。

このように、動物が最も負担なく鉄を効率的に吸収できる経路は、ヘム鉄を中心としたものです。

ここでちょっとだけ専門的になりますが、今後の話を進めていくうえで、どうしても理解しておいていただきたい前提情報を簡単にご説明します。

「キレート鉄」はヒツジの皮をかぶったオオカミ!?

ここまで述べてきたように、鉄は、生命に必須でありながら吸収率が非常に低く、取り入れるのに苦労するうえ、少しでも過量吸収すると体内で活性酸素という「爆弾」を炸裂させて細胞を傷つけるので、厳密なモニターと管理が常時行なわれています。

前述のように、鉄は主としてヘム鉄（有機鉄）で取り入れようとしますが、どうしてもそれでは足りない場合には、非ヘム鉄（無機鉄）の形でも吸収しようとします。

食物から鉄を吸収する場所は小腸ですが、この小腸の上皮細胞ではヘム鉄吸収用に「ヘム鉄輸送体（ＨＣＰ－１）」という固有の特別なタンパク質を通して吸収します。

一方で非ヘム鉄に対しては「金属イオン輸送体（ＤＭＴ－１）」というものを使って取り入れています。このＤＭＴ－１は鉄専用ではなく、生体に必須のほかの金属（ミネラル）である亜鉛や銅の吸収経路でもあります。

つまり生体にとっては「あくまでもヘム鉄で吸収したいが、どうしても足りないときには他の金属と兼用のツールを使って、プラスアルファで取り込めるようにしておきましょ」というスタンスが、こうした生化学反応のしくみからわかるのです。

では本節の中心問題、「キレート鉄」の吸収経路はどうでしょうか?

キレート鉄は開発されてから日が浅く、正直にいって、まだデータが少ないので、正確に断言できるほどの情報は不足している状態です。しかしながら今日までのさまざまな研究論文を見ていくと、安全性に関して大いに疑問を感じる点があるのです。

そもそもキレート鉄（その代表的な、おそらくは現時点では唯一）の商品「フェロケル」は、アミノ酸の一種「グリシン」と鉄を人工的に操作してつくり出した、天然には存在しない鉄であり、日本では食品として認められていません。

自然界にはない形の鉄なのに、なぜ小腸から、しかも非ヘム鉄はもちろん、ヘム鉄よりもはるかに高い吸収率で取り込まれるのかというと、それはアミノ酸として身体に認識され、アミノ酸用の経路を通って吸収されるからです。

つまり生体側をだまして、まんまと内部に入り込むのです。

ここでたとえ話をします。

非ヘム鉄をオオカミ、ヘム鉄を犬、アミノ酸をヒツジにたとえてイメージしてみましょう。非ヘム鉄は自然界を生き抜いてきた、強い体力と鋭い牙をもち、とても危険ですが、うまく取り扱えれば利益をもたらしてくれます。

ヘム鉄は大型の猟犬のように、賢く、体力もあり、そのうえ長年のしつけや訓練で、飼い主の言うことをよく聞き、もっとも重宝されます。もう、犬なしでは飼い主は生きた心地がしないほどです。

ヒツジも家畜ですが、たっぷり数を増やして、飼い主が十分食料にありつけるようにしなくてはなりません。そのためにヒツジに対しては門番の監視の目も甘く、「どんどん入っておいで。よろしくね!」というスタンスです。しかしそのヒツジの群れの中に「ヒツジの皮をかぶったオオカミ」が、多数まぎれこんでいたらどうでしょう? 気づく前に多数のオオカミが潜り込み、いずれ本当のヒツジや人間を食べるようになっていきます。

実際、キレート鉄の吸収率が非常に高いため、わずか数か月で体内の貯蔵鉄を示す項目「フェリチン」が何倍にも増えます。分子整合栄養療法を知り、それに基づいて自分のフェリチンを上げる必要があると気づいた人が、喜んでキレート鉄に飛びつくのも、無理のない話です。

ところが、鉄の本当の必要量や代謝の理屈を理解すれば、フェリチンの値だけを、しかも短期間で急激に上げることはとても危険なことが、わかるはずなのです。

そもそもフェリチンは体内の貯蔵鉄量だけでなく、さまざまな炎症の存在を示す指標です。がんをはじめ、脂肪肝（これが重症化すると肝硬変から肝がんにも移行し、死に至ることも少なくない）などの慢性の炎症性疾患でも数値が上昇します。

そのうえ、鉄が過剰に蓄積すると、その場所の細胞が炎症を起こし、その場所の本来の機能を妨害するようになります。

鉄はこれまで述べてきたように、進化の過程で非常に厳密な管理をされてきたので、特殊な遺伝性疾患（特発性ヘモクロマトーシス）以外では、問題視されることはありませんでした。

その後、鉄の注射剤が開発され、どうしても必要な緊急時（高度な貧血で生命にも危険性がありうるようなとき。たとえば出産前後の女性で極度に栄養不良の人や、マラソン選手などで慢性的にやせすぎているのに、まともに栄養を摂っていない人など）

には、投与されるようになってきたのですが、これはあくまでも緊急避難的に単発で使用されるべきものです。

ところが栄養の代謝をよく知らない医師たちによって頻繁に、かつ長期間鉄の注射液を投与することで、「医原性（医療が原因の）ヘモクロマトーシス」の発症が知られるようになり、注意喚起されるようになりました。

鉄過剰による症状は、特発性ヘモクロマトーシスのように、本来は何十年もかけて徐々に蓄積されてくるので、人生の後半になってようやく異変に気づくようになるものです。

症状は多様で、鉄が蓄積する臓器によりいくつもの病変がありえます。

初期症状としては、特に男性では肝臓に蓄積した場合の肝硬変、膵臓に蓄積して糖尿病。精巣や前立腺など生殖器に蓄積すれば男性ホルモンが減少し、勃起障害が起こることもあります。

一方女性では、初期の症状はあいまいで、いわゆる不定愁訴的な種々の症状から表面化します。たとえば疲労感などです。

その他としては関節痛、皮膚の黒ずみ、不妊症、甲状腺機能低下症の諸症状（例：

何をしてもやせない、血液検査で中性脂肪やコレステロールが高いと指摘される、脂肪肝、便秘、むくみ、寒がり、常に眠い、皮膚が乾燥、脱毛など）が出現することもあります。

ところが医原性ヘモクロマトーシスではこれが数年で、さらにキレート鉄を多量にのんだ場合にはわずか数か月で、鉄過剰症による不調症状があらわになってくることも多いのです。

実際、日本で初めて開院した分子整合栄養療法専門のクリニック「新宿溝口クリニック」に来院する患者さんでもここ数年、インターネットで自己判断で買って自分や家族にのませたところ、数か月後にはフェリチン値が１０００を超え（通常、こんな値が出たらがんの発症が強く疑われます）、かかりつけ医から「大学病院で精密検査を受けたほうがよいでしょうか？」といった相談があとを絶たないそうです。

もしも、キレート鉄をのんでいた場合には、ただちに中止します。

しかしそれでも、一度蓄積してしまった、不自然な形の鉄は、容易に排泄されないため、フェリチンの値はなかなか下がりません。

本来、鉄は自然界で吸収できるものが乏しかったため、積極的な排泄経路をもちません。しかし毒性も高いため、少しでも過剰になったらすぐに捨てる独自の方法も持っているのです。

鉄は食物から吸収されると、小腸の粘膜細胞の、最先端部分に溜めています。少しでも鉄過剰になると、その細胞を剥がれ落ちさせることで、便と一緒に排泄する仕組みがあります。

もともと腸粘膜は代謝が早く、3日程度で、下からまた次々と新たな粘膜細胞ができてせり上がってくるので、表面の細胞を削っていっても支障はありません。

今回開発されたキレート鉄はまだ日が浅いので、直接の研究はまだまだ少ないものの、キレート鉄では本来とは違う経路を使って無理やり吸収させた形になっているため、吸収後の鉄は腸の粘膜細胞のもっと奥深く、根元のほうにしまわれ、長く溜め込まれることが、わかってきています。

身体としてはグリシンという「アミノ酸」だと認識しているので、間違って捨ててしまわないよう、最も「奥の間」に、大切にしまい込んでいるのです。これだと、過剰に入ってきた鉄もどんどん溜め込まれ、ついには粘膜細胞の寿命がくるか、細胞に鉄が飽和するまで溜まってこれ以上は入らない、となるまで、溜め込み続けます。

そしてその間、長い期間にわたり、細胞の奥で鉄が溜まり続け得るため、鉄は周辺部分の組織を「活性酸素爆弾」として攻撃し、炎症を引き起こします（キレート鉄も、分類としては無機鉄に入ります）。

また鉄でパンパンに飽和した粘膜細胞がついに捨てられる際には、従来の無機鉄とは比較にならない大量の鉄がいきなり放出されるため、活性酸素が腸内細菌を攻撃し、乳酸菌などの大事な菌たちを傷つけてしまいます。

さらには、キレート鉄が多量に存在すると、小腸の粘膜細胞は「これ以上、無機鉄を吸収する必要がない」と、前述した無機鉄用吸収経路「ＤＭＴ-１」の発現を抑制し、それ以上の鉄吸収を止めようとします。そしてこの「ＤＭＴ-１」は亜鉛や銅の吸収経路でもあるため、キレート鉄があるせいで、こうしたほかの大切なミネラルまで吸収阻害されてしまうのです。

実際に、キレート鉄を分子整合栄養療法を行なうクリニックの医師に指示されて、あるいは自分で調べてネット通販購入して服用し、それでも不調がよくならず初めて血液検査をしてみたらフェリチンが数百~１０００以上にもなっていた、という例をここ数年、新宿溝口クリニックでは経験しています。

溝口徹著『最強の栄養療法「オーソモレキュラー」入門』ではこの鉄代謝のイロハを一般人にもわかりやすく説明しており、論理的に納得したい方には、こちらの著書を強くおすすめします。「分子整合栄養療法とは？」について、一般向けながらかなり深く理解できる内容となっています。

また、「ヘム鉄サプリは高い」とよくいわれますが、ヘム鉄が普通の無機鉄やキレート鉄と比べて高価な理由は、症状改善が期待できるほどの高品質のヘム鉄サプリをつくるには原材料面でも製造・管理面でもかなりコストがかかるからです。

市販品でも「ヘム鉄」含有をうたうものはありますが、実際にはサプリは法的には食品扱いのため、（医薬品とは違って）製造途中で成分が壊れたり、変質したりして、できあがった製品中にたとえヘム鉄が全く含まれていなくても、つまりボトルのラベルとは内容が大幅に異なっていても罰せられません。

実際、かつてはアメリカで「医療機関向け」と評判が高かった某社のヘム鉄サプリも、その後オーナーが変わったためか、数年前の時点で分析会社が確認したところ、ヘム鉄含有量がゼロでした。

「では、保険処方の鉄剤とか、割り切って市販の無機鉄サプリでもよいのでは？」と思われるかもしれませんが、前述したように無機鉄を吸収する経路は他の重要なミネラル（亜鉛や銅など）と共通のものなので、へたに多量に、しかも漫然と服用すると、それらのミネラルの吸収を阻害してしまいます。

なのでもし無機鉄（非ヘム鉄）を補給するなら、マルチミネラルサプリの形で摂り、あとは小腸にある粘膜細胞がそのときどきの必要性に応じた割合で共用ミネラル経路「DMT-1」を通過させますので、それに任せましょう。

なお、ニューヨーク医科大学のゲリー・ウイリアム博士が発表したウエブページの記述によると、１９９４〜２００２年までのいくつもの研究で「キレート鉄を投与したが、特にこれといった副作用もなく、安全だった」との結論を出しているものが多いのですが、その中身を見ると、キレート鉄の投与期間は1か月からせいぜい3か月。しかもその後数か月、数年後以降、ちゃんと鉄が排泄されているかの調査は実施されていませんし、長期間の過量鉄が体内に存在し続けることによる健康被害の有無は、今後10年、20年と経過してみてから初めてわかってくることです。

このように「こんなに便利で健康によい新製品が発明できた。ぜひ使ってね!!」というスタンスは、どこかで聞いたことはないでしょうか？

一つの例は、トランス脂肪酸です。トランス脂肪酸とは、液状の植物性油に水素を添加することで固体にしたものです。

１９１１年からはショートニングが、１９６０年代からはマーガリンが脚光を浴び、市場で花形になりました。

理由は、バターに比べて価格が安く、日持ちもよく、ケーキやパンはよりふっくらと、クッキーやスナック菓子は長期間サクッとした食感を保てるので、コスト面でも風味でも有利だったからです。

そのうえ、心臓・血管系のためには動物性よりも植物性のほうが「ヘルシー！」というイメージから、健康志向の人も含めて積極的にショートニングやマーガリンを選ぶようになりました。

ところが１９９０年代の研究で、実際にはこれらトランス脂肪酸を使うと心筋梗塞を増やしてしまうことがわかり、アメリカの食品医薬管理局（ＦＤＡ）は２００６年から、トランス脂肪酸入りの食品を規制するようになっています。

もう一つの例は、ステロイド剤や抗生物質です。これらはどちらも、開発当初は「夢の治療薬。どんな炎症や不快症状もすっきりなくしてくれる」と評判になり、一般市民のみならず医師たちも、気軽にどんどん使うようになりました。

しかし安易なステロイド剤の長期使用で顔や身体がむくんだり、ホルモンバランスがおかしくなったり、感染症にかかりやすくなりました。また安易に抗生物質を使いまくったせいで、現在はどの抗生物質でも効かない手強い細菌である「多剤耐性菌」ができてしまい、子どもや老人の死亡率が上がってしまっています。

このように、「安くて万能！」という「新商品」は、背景をよく調べて、本当に使ったほうがよいのかを判断するとよいでしょう。**特に長期使用による累積で出てくる健康被害は、10〜20年以上経過しないとわからないので、安易に飛びつかないほうがよいのです。**

コラム3 日焼けで皮膚がむけるのは栄養不足

鉄というと、貧血対策というイメージが強いですが、実際には皮膚や粘膜、髪の毛や爪など、身体の外側を最適な状態に保つためにも必須です。

具体的には、鉄は（ビタミンCと共存することで）皮膚のハリをつくる**「コラーゲン」**の生成にも必要です。なので鉄欠乏があると、シワやたるみも進行しやすくなります。

またタンパク質を十分摂ることで、タンパク質の代謝に伴う水の発生があり（これを**「代謝水」**という）、体内に適度な水気が保たれるのです。採血検査をすると、特に自覚的には脱水ではないはずなのに、過度に血液が濃縮した状態の人が一定割合おられますが、この要因の一つしてタンパク質不足があります。

また、**夏の日焼け後に皮膚がむける**のは普通の反応、と思っていませんか？しかし実際には、鉄や亜鉛が不足していて、皮膚の代謝が不十分になることで起こる現象です。十分量の鉄、亜鉛そしてタンパク質を摂取できている人は日焼けしても、ただ色が濃くなるだけで皮がむけることなく、数週間～数か月後にはもとの色に戻って終わります。

もう一つ、鉄不足で起こる、興味深い現象があります。

あなたが子ども時代、あるいはあなたの子どもが脚や腕の「骨が痛い」と訴えることはなかったですか？　その痛みは結構つらく、鎮痛剤を飲まないと眠ることもできない、という場合もあったでしょう。いわゆる**「成長痛」**です。ということは成長期の一時期、耐えてやり過ごす以外にない、と思っていませんでしたか？

実は違います。これも幼少期から十分量の肉などを食べ、鉄を補っておくことで、予防、軽減可能な症状なのです。

コラム4 鉄欠乏では長距離走でパフォーマンスが低下する

マラソンなど長距離走で非常にやせている人の場合に特に見られるのが、それまで好調に走れていたのが、途中から急に動けなくなり、脱落したり、大幅に成績を下げてしまったりする、というものです。**「スポーツ貧血」**などと呼ばれることもあります。特に女性に多いのですが、普段から貧血気味だと、長時間の運動には不利です。というのも、血液の「赤血球」の中に鉄が含まれ、同時に酸素を運ぶ大切な役割をもつのですが、長時間走り続けることで、次のようなことが起こります。

・走る際の足底への衝撃で赤血球が壊れる
・発汗で鉄が一緒に排泄されてしまう

ただでさえ、貧血傾向でふだんから鉄が不足ぎみなところに長時間走ることで鉄も酸素も体内にうまくまわらなくなります。その結果、動悸、息切れ、めまい、頭痛、耳鳴り、手足の冷感などが出現し、身体が動かなくなってしまったりするのです。

女性は特に、健康診断などで「基準値」内でも貧血ぎりぎりの人も多く、強い運動負荷には耐えられなくなりがちです。普段から肉や魚をはじめとする動物性タンパク質を毎食、十分量摂り、基準値の上限の値を目指しましょう。

亜鉛はあなたの精神安定にも、妊活にも必須

鉄が特に女性で欠乏しやすく、さまざまな症状の温床になりやすい一方で、男性は特に、亜鉛欠乏に注意するとよいでしょう。

というのも、男性は（長期間にわたり、かなりの出血を伴う痔とか、胃潰瘍《いかいよう》で何年も出血している、がんになっているなどの場合を除き）、継続的に出血し続けるという事態は、基本的にはないからです。

一方で**亜鉛は、精巣機能（精子の数、運動率など）や前立腺機能に強く関わり、亜鉛が不足していると男性不妊になったり、前立腺肥大症になりやすくなったりします。男性ホルモンもうまくつくれなくなるため、性欲自体も低下する**し、男性ホルモンの代表であるテストステロンのおかげでつくられやすくなっていた、**筋肉も衰えていきます**。また加齢により、誰でも各種ホルモン分泌量が

低下しますが、亜鉛不足が強いといわゆる**男性更年期症状**——憂うつ感、意欲・集中力低下、不眠、イライラ、不安、悲観気分といった、うつ病や不安障害とみなされうる症状にもなりやすいのです。

こうした症状に対して精神科・心療内科では、抗うつ薬をはじめとする薬、泌尿器科では男性ホルモン剤の投与がされますが、ベースの栄養状態が悪いと、薬の効果よりも副作用のほうが強く出てしまい、治療が続けられなくなりがちです。

もちろん亜鉛は男女共通して必須のミネラルの一つです。というのも、亜鉛の多様な働きの一つとして膵臓に働きかけてインスリン（体内で唯一、血糖値を下げる作用のあるホルモン）の分泌を円滑に行なわせるというものがあり、**亜鉛不足があると血糖値の適切なコントロールができなくなる**からです。実際、糖尿病患者では亜鉛が強く不足しています。また糖尿病と診断される以前からも、血糖値のコントロール力が徐々に悪化しているのですが、ここに十分量の亜鉛を補給することで、糖尿病へと進行する速度を低下させることも可能です。

また**亜鉛は甲状腺ホルモンの分泌・代謝にも必要です。**甲状腺ホルモンとは、のどにある臓器「甲状腺」が分泌するホルモンで、全身の代謝率を制御する働きがあ

[亜鉛不足の症状]

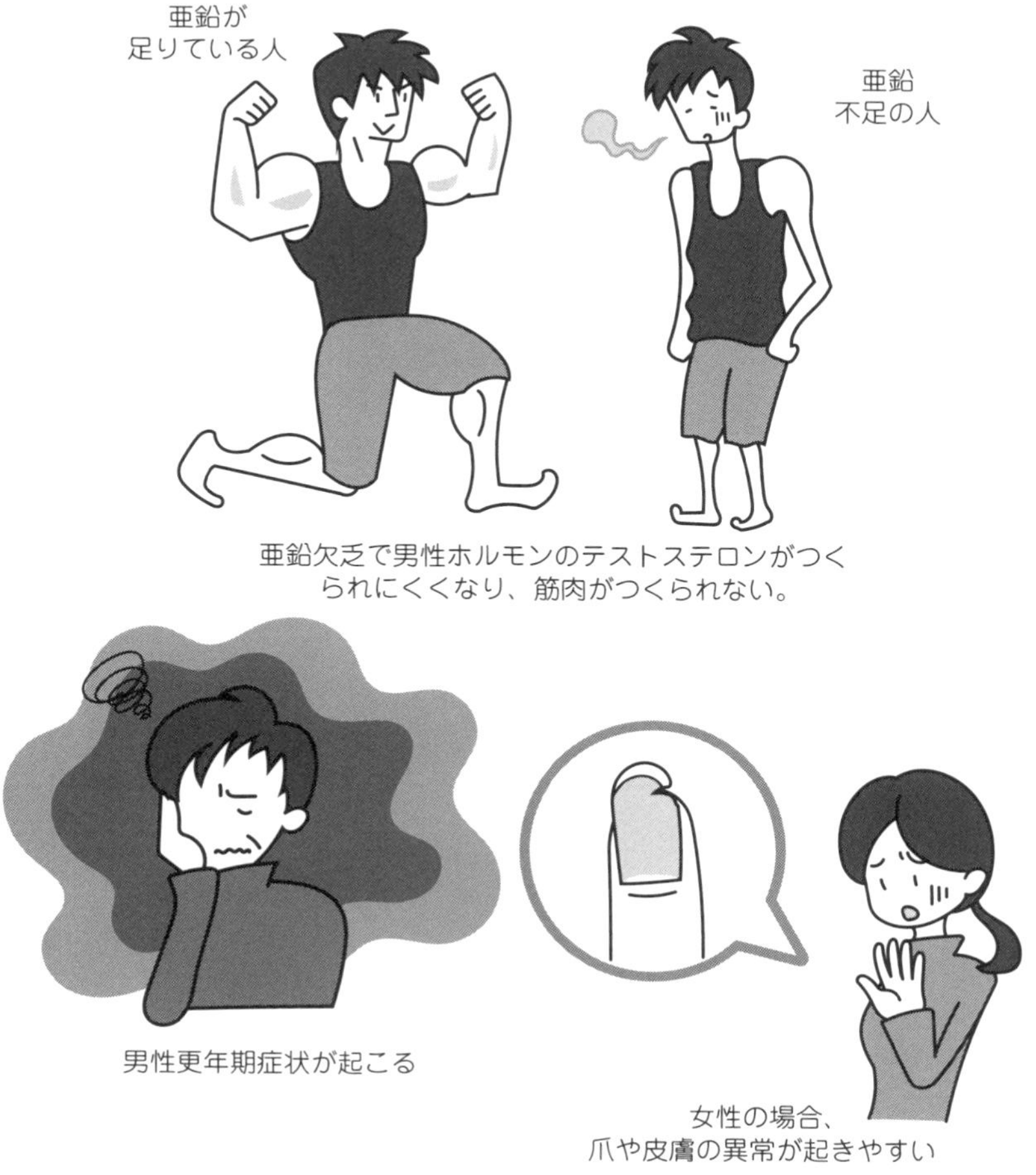
亜鉛が
足りている人
亜鉛
不足の人
亜鉛欠乏で男性ホルモンのテストステロンがつくられにくくなり、筋肉がつくられない。
男性更年期症状が起こる
女性の場合、
爪や皮膚の異常が起きやすい

ります。これが少なすぎると太ったり、寒がりになったり、意欲低下をきたしたりし、多すぎると暑がりになったり、怒りっぽくなったりするなどの症状をきたします。

亜鉛が不足すると、甲状腺疾患に対してホルモン剤を使って、血中ホルモン濃度が正常化しても自覚症状がなかなかよくならない、という現象が出てきます。

なお甲状腺機能障害は男性よりも女性により多いというのが昔から知られていますが、その要因の一つとして、甲状腺ホルモン分泌には亜鉛だけでなく鉄も関わっている点が挙げられるでしょう。つまり女性は男性よりも亜鉛だけでなく、鉄も中程度以上に欠乏している人が多いため、より発病しやすいと考えられます。

同様に爪も亜鉛と鉄両方の影響を受けやすいため、女性で特に「爪が薄い、波打っている、すぐ欠ける」といった、爪のもろさを自覚する例が多いのです。

また**皮膚や粘膜全般も亜鉛と鉄の両者が必要で、不足している人は頭髪が抜けやすい、皮膚が乾燥しやすい、湿疹ができやすい、アトピーなどの皮膚炎になりやすい**などということが起きます。生まれて数か月以内の子どもに新生児アトピーが出現することがありますが、その場合も母体に亜鉛不足があり、妊娠や授乳によって亜鉛を子どもに十分与えられないと、より発症しやすくなります。

コラム5

妊活の敵、食品添加物

「外食中心だと食品添加物が多いから、いくら糖質制限やタンパク質摂取を意識しても不健康だ」という意見があります。

「食品添加物は身体に悪い」これはよく聞きますが、ではどうして悪いのか、あなたは説明できますか。摂りすぎるとどうなりますか？

食品添加物とは、腐敗や酸化を防ぎ、日持ちをよくする、食感をよくして美味しく感じさせる、コストを下げるといった目的で食品に加えられた化学物質です。こうしたものが多量にあると、生体に必要なミネラル（鉄、亜鉛、マグネシウムなど）の吸収が阻害されるのが、食品添加物の害の一つめです。

そして二つめは、外から入ってきた、自分にとって余計な化学物質を解毒し、排泄しようと、生体は一生懸命生化学反応を進める必要が出てきます。この代謝のために余分にミネラルを使わなければならず、本来使うべきだった代謝へのミネラルが不足してしまうだけでなく、解毒のための代謝中には、活性酸素がふだんの代謝時よりも多量に発生してしまいます。活性酸素は外部から入ってきた「敵」、たとえば細菌とかウイルスとかを攻撃して打ち負かしてくれる大切なもので、たとえていうならば、町の治安を守るために武装している警官のようなものです。悪者を見つけると、捕まえたり、時にはピストルを撃って相手を倒したりすることで町を守ります。

しかしあまりにも多数の犯人グループがかたまってやってくると、警官も相手一人一人に細かく対応するという余裕がなくなり、マシンガンで相手のいる一帯をところ構わず銃撃するようになります。その結果、とりあえず犯人グループは死滅しますが、たまたま居合わせた通行人も巻き添えになり、かなり傷ついてしまいます。市民のための大切な施設、たとえば病院や学校、食料産生工場なども壁に銃弾が打ち込まれ、窓ガラスは崩壊——こういうイメージです。

生体でいうと、**大切なエネルギー産生工場といえる器官「ミトコンドリア」も傷つきます。**すると、生きていくために必要最小限のエネルギーを生産することを優先し、それ以外のものはあとまわしになるのです。

生体からすると、個体が生きのびるために最低必要なものを優先するため、次の世代をつくるもの、すなわち精子産生などはどうしてもあとまわしになります。その結果、「一見、特に病気というほどのものはないが、疲れっぽい、意欲も気分も冴えない、眠りが浅い、そしてなぜか子どもができない」という男性が増えてきているのです。エネルギー不足で、精子数も精子の運動率も低下している男性が、特に都市部で増えています。

２０１７年に行なわれた調査で、次のことが判明しました。

・この40年で、世界の男性の精子数が半減していた
・日本人はフィンランド、スコットランド、フランス、デンマークよりもさらに低い数値で、フィンランドの約２／３しかなかった

もしもあなたが、都市生活者にありがちな生活パターンをしていると思うなら、できるだけ加工度の高い食品は減らし、アウトドアで身体を動かして夜は早めに就寝する、といった人間本来の生活習慣を意識し、ミトコンドリアを傷つけないですむような生活に、少しでも近づけていきましょう。

コラム6　甲状腺機能にも注目しよう

本文中にも書きましたが、心身の不調の背景には、甲状腺という臓器から分泌されるホルモンが、少なすぎたり、多すぎたりするということが考えられます。しかし特徴的な症状というほどのものはほとんどないため、こうした不調で内科等を受診しても、甲状腺機能までは調べないことのほうが多いのです。なので「自分のこの症状は甲状腺ホルモンの過不足があるのでは」と思った場合には、甲状腺機能も追加してもらえるかを担当医に相談してみましょう。

甲状腺機能は通常の会社の健康診断でも調べないことが普通なので、気になる人はその項目も含まれるような人間ドックを受けるのもよいでしょう。

なお、甲状腺機能を調べる代表的な項目が三つあるのですが、その中で「TSH（甲状腺刺激ホルモン）」の値に注目してください。これが「5」を超える場合、基準値では特に問題ないとされたとしても、潜在性の（つまり、予備軍の）甲状腺機能低下症と考えてよい、と述べている甲状腺疾患の専門医もいます。

著しい機能低下症ならば、やはりホルモン剤の補充が必要でしょう。しかし軽度の場合なら、亜鉛・鉄・タンパク質を十分量摂ることで、改善の余地があります。

またセレンというミネラル不足も、機能低下の一因という研究もあります。そしてセレンを最も手軽に補給できる可能性があるのが、ブラジルナッツです。セレンを非常に多く含むため、1日1～2粒食べれば十分とのことです。効果については、自覚症状と3～6か月に一度の甲状腺機能採血で、チェックすることをおすすめします。

なお、甲状腺機能低下症の治療中は、全粒穀物（玄米、雑穀）、小麦、乳製品、大豆製品や大豆プロテイン、ナス科の野菜(ナス、トマト、ピーマン、シシトウガラシ、ジャガイモ)、海藻、ナッツ類は避けたほうがよいとされます。ということはベジタリアンや糖質制限・高タンパク質食を実行する人は、これらの食品を多量に摂らず、動物性タンパク質や根菜などを中心に選んだほうがよい、ということですので、食材を選ぶ際には注意しましょう。

ただし幸いなことに、欧米人に比べて日本人の場合は、大豆製品による害は少ないといわれています。これは日本人が伝統的に大豆を発酵させるか、加熱してから食べる方法を多数もっているので、生大豆由来の成分の悪さを減らせることと、海藻をよく食べることで甲状腺機能低下のリスクを減らせているからです。逆にいうと、納豆も豆腐類も海藻もほとんど食べない人は、欧米人と同様に甲状腺機能が弱りやすくなります。

甲状腺機能低下症の治療中でも、以下の食品はOKです。人参などの根菜類、アブラナ科の野菜（ブロッコリー、カリフラワー、キャベツ、白菜、小松菜、菜の花、水菜、大根、チンゲンサイ、ルッコラ、クレソンなど）、肉類（牛肉、豚肉、鶏肉）、卵、魚貝類。

白米も甲状腺への作用という意味ではOKですが、もちろん血糖値を不安定にするので、多量には食べず、おかずを先に食べるといったことを意識するのは前提です。

●第5章まとめ●

□鉄不足があると疲れやすさ、冷え性、頭痛、めまいといった身体症状のほか、不安、うつ、イライラ、睡眠障害などの精神症状を起こしやすくなる。

□自然界に広く存在する無機鉄は吸収率が非常に低く、かつ体内で活性酸素を発生し、周囲の組織を傷つけるため、人間を含む動物はある種のタンパク質と結合した「ヘム鉄」の形で鉄を吸収・代謝するよう進化してきた。

□ヘム鉄は赤身の肉をはじめとする肉食で、最も効率よく摂取できる。

□1980年代から、無機鉄をアミノ酸と結合させた人工的な「キレート鉄」が開発され、高い吸収率と価格の安さで広まってきた。特に最近（2010年代に入ってから）は国内でも広まっているが、日本では食品として認可されておらず、鉄過剰症の大きな原因となりつつある。

□特に男性は、亜鉛不足で以下の症状をきたしやすいので要注意。

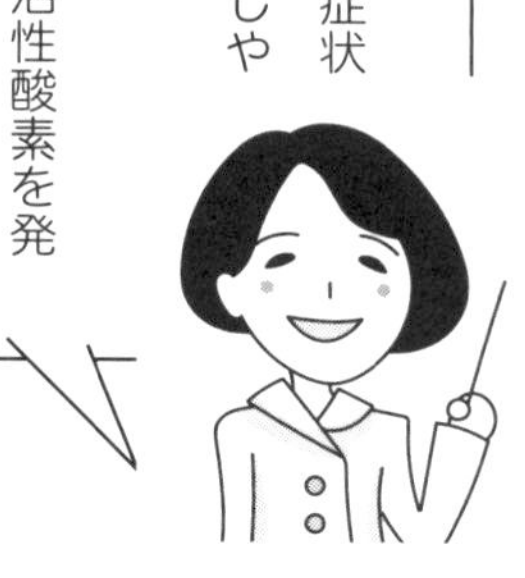

精子の数や質の低下、前立腺肥大症、筋肉量低下、男性更年期症状（憂うつ感、意欲・集中力低下、不眠、イライラ、不安など）。

□亜鉛不足によって男女共通して、糖尿病や甲状腺機能異常の発症・悪化リスクが高まる。

□亜鉛不足によりアトピーを含む皮膚炎が発症しやすくなったり、毛髪が抜けやすい、爪がもろくなるなどの症状が出やすくなる。

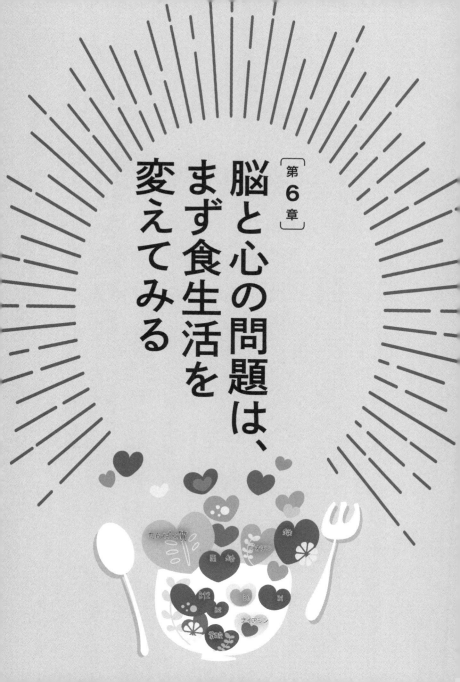

第6章

脳と心の問題は、まず食生活を変えてみる

食べ物が脳をつくり、精神状態を決める

「糖質制限」が脚光を浴びて、10年ほどになるでしょうか。おかげでコンビニや一般的な外食チェーンでさえ、一部はロカボ（ローカーボ＝低炭水化物）メニューを置くようになり、利用者は外出先でもずいぶん「まし」な選択肢が増えました。

ただ、こうした大衆化の過程ではしかたのないことですが、本当に大事なことの一部がセンセーショナルに取り上げられるのみで、本質が見失われている場合もしばしばあります。

本来は、**心身の健康度を改善するためには「糖質を抑え、タンパク質を増やすのをセットで行なう」ことが最重要ポイント**なのに、糖質制限ばかりしてしまい、その結果次のようなことが目立ってきます。

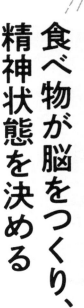

・やせすぎる、貧血やめまい、脱力や頭痛が頻繁に起こる
・精神状態の悪化（うつ、不安、イライラ、不眠 etc.）

「糖質制限は害悪だ！」と勘違いする人たちがいます（一部の医師も含む）。

身体（脳を含む）の原材料として、水の次に多いのはタンパク質です。この材料が不足すれば、正常な精神活動が円滑にできなくなってしまいます。

またタンパク質を介して各種ビタミンやミネラルの代謝が行なわれるので、食生活でろくにタンパク質を摂らぬまま、サプリでいくらビタミンやミネラルをのんでもうまく吸収できないのです。

外食やコンビニ利用でも栄養改善する方法

毎日3食自炊できれば、もちろん理想的。でも多忙な現代人は、外食先やコンビニも使わざるを得ません。ならば、できるだけ精神状態をよくするのに役立つ食物選びのコツを知っておいたほうがよいですよね。

以下、メンタル改善に役立つ食物の選び方と、逆によくある「ヘルシーなつもりで逆効果な食物の選び方」の代表例をいくつか挙げておきますので、参考になさってください。

なお、このような記述を見て「コンビニや外食なんて、添加物いっぱいなのに、そんなものをすすめてよいのか!?」という方もいますが、すべては比較の問題です。

メンタル不調の現代人の多くが普段どんな食事をしているか、挙げてみましょう。

・ファストフードでハンバーガーやフライドチキンを定期的に買っている
・コンビニ弁当で、面積の2／3がご飯、おかずの大半が揚げ物や脂身肉のものを食べている
・飲み物は砂糖たっぷり入りのジュースやコーヒー
・パンやカップ麺、各種スナックやスイーツを毎日のように食べている

もちろんこれらの中にも、添加物やトランス脂肪酸がたっぷりです。なので、（添加物が依然多いとしても）せめて脳やメンタル改善に有効なタンパク質の量をまずは身近な手段で増やしましょうよ、という順番なのです。

特に砂糖をはじめとする精製糖質は依存性がありますから、乳幼児期から親が砂糖入りのものを毎日無自覚に与えていると「イライラし、キレやすい、根気がない、不安緊張しやすい、寝つきも寝起きも悪い、だるくて疲れやすい」という体調の子になりやすいのです。昨今増えている不登校や引きこもり児のかなりの子の背景に、こうした栄養不良があるのではと思います。

一見「ヘルシー」、実は逆効果な食事法

典型的なのは、以下のパターンです。

・野菜ジュース（特に果物も入っているもの。駅構内などにある「絞りたてジュースस्तand」等も不可）
・サラダなど野菜だけで食事を済ませる
・スポーツ飲料
・ドライフルーツ

ジュースには多量の糖分が含まれ、しかも生で野菜や果物を食べたときよりも短時間で多量の糖分摂取をしてしまいます。急激な血糖値上昇は体内に警戒信号を発令し、膵臓からインスリン（血糖値を下げるホルモン）を分泌させ、血糖値の急低下をきた

します。

血糖値が下がると脱力、疲労感、落ち込み、イライラなどが強まり、それを解消しようとして甘いものを食べる……という、悪いスパイラルに陥ります。このスパイラルが何年も続くと、インスリンを出し続ける膵臓が疲労困憊して機能不全に陥り、これが糖尿病発症につながるのです。

ここから考えるとわかるように、昔からいわれる「疲れたら甘いものを食べよう」は間違いです。確かに甘味を食べた直後は「気つけ薬」的に楽になるでしょうが、本質的には無効などころか、心身に害を及ぼす習慣ですので、止めましょう。

あと、「グラノーラ」「ブラン（穀物の外皮）入りシリアル」もヘルシーイメージで売っていますが、実際には（裏のラベルを読めばわかるとおり）しっかり砂糖が入っていますので、避けましょう。また、「鉄分添加」「ビタミン強化」などとうたってあっても、食物でのそうした栄養素の品質保証は不明（できあがり製品中にラベル記載量が含まれていなくても、法律上罰せられない）なので、あてにせず、魚・肉・卵や大豆製品、乳製品を適度にローテーションさせながら、多品目で摂りましょう。

食生活改善のトリセツ

(1)タンパク質

タンパク質がなぜ全栄養素のなかでも最も大切か、そしてよくある誤解についてなどは、すでに第3章でまとめました。ここでは具体的なタンパク質計算法や食生活への取り入れ方などをより詳しくご説明します。

まず基本知識として知っておいていただきたいことは、動物である人間にとって、動物性のタンパク質のほうが、吸収率が高いということです。なので厳密なベジタリアン等で、大豆などからだけタンパク質を摂ろうとすると、動物性のものに比べて約倍量摂取する必要があります。

人体は、体重1kgあたり純粋なタンパク質で1.1g〜1.2g必要。なので50kgの人なら毎日50〜60gの純タンパク質が必要ということになります。

実際の食材でいうと、最も吸収率の高い動物性タンパク質のかたまりといえば、肉か魚、卵となるわけですが、食材に実際に含まれるタンパク質の割合はおおまかにいうと1割程度。それも未調理（生）の状態での計算です。

以上からざっくり計算すると、体重50kgの人が1日に必要なタンパク質である50gを摂取しようとすると、生肉換算で５００〜６００g。焼くなどの調理で、タンパク質含有率は約70%程度に減るので、その分多く摂取せねばなりません。そう考えると、摂取量は不足している場合がほとんどでしょう。

ましてや「朝食は抜く」「昼食も忙しいし、近くのそば屋ですますか、コンビニでおにぎりや弁当を買ってくる」「きちんとした食事といえるのは夕食くらいかなあ」というレベルの人だと、タンパク質はもちろんのこと、各種ビタミンもミネラルも、軒並み慢性欠乏状態と考えたほうがよいでしょう。

なお、成長期にある子どもや、妊婦ではさらに必要量が多く、妊婦なら（妊娠後期が最大）で1.5〜1.6g／日なので、生肉換算で７５０〜８００g、成長期である子どもなら、成人通常量の2倍以上（体重あたり2.5g）のタンパク質が毎日必要なのです。

特に小児期のタンパク質必要量は、成人のボディビルダー以上に大量に必要なのであり、したがって食事だけでなく間食も、糖質以上にタンパク質を重視して摂取させる必要があります。

しかし産婦人科でも、妊婦の栄養状態については明確な貧血にでもならない限り、特に妊婦への十分な栄養指導はなされていない印象です（ここ20年はようやく、アメリカにならって妊婦への葉酸の多量摂取を推奨するようになっていますが）。

実際には母体にタンパク質不足があるような食生活だと、それに連動して他のビタミンも、そして鉄や亜鉛などのミネラルも欠乏します。

そして鉄も亜鉛も皮膚や粘膜の健全な形成に不可欠なので、母体にそれらの不足があると赤ん坊もそれらを十分得られず、それが新生児アトピーにつながる大きな要因になっています。

また鉄欠乏は落ち込みや不安、イライラ、不眠など諸々の精神症状の背景にあることが多く、これが産後うつ（マタニティ・ブルー）の要因の一つにもなっています。

では具体的には日々、何を意識的に有効活用できるでしょうか？

〈おすすめのもの〉
・ゆで卵、温泉卵
・ベビーチーズ、一口サイズのナチュラルチーズ（食べやすいので）
・サラダチキン（高タンパク、低脂肪。鶏胸肉には疲労回復作用のある「イミダペプチド」が含まれています）
・シーチキン（従来の缶詰のほか、最近は小分けパックタイプもあり）
・サバ缶、イワシ缶（水煮やオリーブオイル漬けなどのもの）
・冷奴セット
・茶碗蒸し（冷たいままでも、温めても）
・豆乳（無調整がおすすめだが、慣れるまでは調整豆乳でもよい）
・プレーンヨーグルト

「ギリシャヨーグルト」は水きりがしてある分、グラムあたりのタンパク質量は増えていますが、やはり砂糖で味つけしてあるものは避けたほうがよいでしょう。添付のフルーツソースやハチミツは使用しないようにしましょう。

〈要注意のもの〉

サバ缶などの魚の缶詰が「ヘルシー」ということで、注目されています。それ自体はよいのですが、みそ煮やしょうゆ煮などのもの、サンマの蒲焼風味など、和食メニューに多用されるいわゆる「甘辛味」は総じて砂糖がかなり入っているのでおすすめできません。

焼き鳥缶、特にタレ味は要注意です。塩味は多少ましですが、やはり結構砂糖が入っています。

〈(注) よくある誤解の例〉

①肉まん

私が「肉を多く摂りましょう」と助言すると、「今日は肉まんを食べたからいいですよね」という方がおられますが、あまりおすすめはしません。たしかにあんまんなどよりははるかにましですが、肉は少なく、つなぎとパンが大部分です。

②練り物、ハム、ソーセージ

もともとソーセージやハムは加工食品なので調味のために砂糖や塩、「つなぎ」としてでんぷんが加えられています。さらにソーセージは脂肪分が3割近くもあり、多く摂ると飽和脂肪酸による高カロリー状態になるのも考えると、おすすめできません。

魚肉の練り物にも「つなぎ」でんぷんがいっぱい。ちくわ、かまぼこ、はんぺんの他、さつま揚げをはじめとする揚げ物が多種ありますが、揚げてあるので、高カロリーですし、その揚げ油の品質が不明なので、日常的には摂らないほうがよいでしょう。

魚肉ソーセージ一般も、つなぎや砂糖の量がバカになりません。

③揚げ物系（唐揚げ、アメリカンドッグ、串揚げなど）

コンビニで手軽に年中買えるということで唐揚げ、フライドチキン、アメリカンドッグ、揚げシューマイ、揚げたこ焼きなど、最近種類もフレーバーも増えてそれなりに人気のようですが、どれもこれも揚げ物である、という点が問題です。

・衣が糖質
・衣に油がしみこみ、高カロリーに
・油が酸化しているリスク高い

と、揚げ物には、大きなデメリットがあります。

最近の医学研究で、週1回揚げ物を食べただけでも心臓・血管系疾患発症リスクが上昇するというのがありました（特に閉経後の女性）。

また別の研究でも、せっかく魚を食べても（刺し身や、せいぜい塩焼きならよいが）揚げ魚はせっかくのオメガ3系油脂（DHA、EPAといった生活習慣病を予防し、脳機能改善に役立つとされる「よい油」）が酸化してしまい効果をなくす、と出ています。

つまり揚げると魚のよい油脂作用が消え、揚げ物ゆえの悪さだけ残る、という状態になってしまうのです。なので、アジのフライやエビフライ、カキフライ、イカリングなども、嗜好品としてたまに楽しむ程度以上には摂らないほうがよいでしょう。同じ理由で、トンカツや天ぷらも要注意です。

④寿司

「スシはヘルシー」という視点で外国人に人気なのもあり、魚を食べる寿司は健康的、というイメージです。確かに揚げ物や、バターや小麦粉のソースでたっぷりあえた料理よりは油脂も糖質も減らせるでしょうが、問題は、ネタと一緒に米飯も必ず食べるという点です。もちろん「ネタは大きく、シャリは小さめ」にすれば、欠点は減らせるでしょう。その意味でものり巻（かんぴょうや、特に太巻きで使われるでんぶ、卵焼きが甘い。つまり砂糖が多い）や軍艦系は少なめにし、寿司のみでなく、刺し身盛り合わせとか、茶碗蒸しを前半に食べて血糖値上昇速度を少しでもゆるめるように意識しましょう。同じ理由で、寿司に突撃する前にサラダやおひたし、酢の物を先に摂るのも好ましいです（ただし三杯酢やドレッシングには砂糖が含まれますので、かけすぎないように）。ほかに、冷奴や枝豆などを小鉢として一緒に摂るのもよいですね。

（補足）プロテインの選び方

「食事ではあまり肉とか摂れないのだけど、プロテインで摂るのはどうか？」もよくきかれる質問です。答えは「良質なプロテインで、量をしっかり摂れるなら役立つ」となります。ただし、「主役はあくまで食事」というのがポイントです。

最近は店頭で購入できるプロテインの種類も増え、「アミノ酸スコア１００」など高品質をアピールしている商品も増えていますが、（医薬品と違って）食品の品質保証基準はゆるいので、できあがり製品にラベルどおりの内容が含まれていなくても、法的に罰せられません。このため、選んだプロテインが有効かどうかは、実際に数か月以上服用し、３～６か月ごとの血液検査を繰り返すのと、自覚症状の改善で初めて検証できます。

なお、味をよくするために砂糖やブドウ糖、果糖などが添加されているものも散見されますので、そうしたものは避けましょう。「きなこや大豆粉ではどうか？」という質問もときどきありますが、これらは栄養補給のためにつくられたプロテインよりも粉末が荒く、つまり吸収率が低い場合が多いので要注意（消化能力の低下している人の場合、多量に服用すると下痢する場合もあります）。それでも、糖分入りの「プロテイン」製品よりははるかにましですが……。

(2)よい油脂、悪い油脂

厚労省の特定健診(いわゆる「メタボ検診」)の普及で、コレステロール高値が悪いと強調されますが、実は低すぎることも健康上、大きな害があることがわかってきています。

たとえば低すぎるコレステロール値だと健康寿命が短くなる傾向のほか、コレステロールは性ホルモンを含めて各種ホルモンの主たる原材料なので、ホルモン分泌不全となり、体内の種々の代謝障害をきたします。

そもそも脂質は細胞膜の大半を占める主成分であり、細胞膜によって各細胞の内外のやり取りが調整されている(つまり細胞膜は重要な関所)ですから、良質な脂質を十分日頃から摂取できていないと次の作用が起こらなくなります。

・必要な物質を細胞に取り入れる

・細胞内で発生した「ゴミ」（不要な代謝産物）を排出する
・有害物（病原菌や毒素）をブロックする

その結果、各種機能障害や感染症、アレルギーや自己免疫疾患につながりやすくなってしまいます。では、どのような食品で良質の油脂を補給したらよいでしょうか？

以下がおすすめです。

①各種ナッツ

入手可能な一般的なナッツはどれもそれぞれによい脂質（若干のタンパク質も）を含みます。『ハーバード医学教授が教える　健康の正解』（サンジブ・チョプラ他著、ダイヤモンド社）では、本当に信頼できる研究（※）だけから選び出した結果の「ビッグ5」として、個人が毎日実行できる、効果の高い要素を五つ紹介していますが、その一つにナッツがランクイン。それほど、ナッツは「使える」のです。

ただし、味つけのために砂糖や油などで処理してあるものは避けましょう。揚げたものは避けたほうがよく、塩も加えていない素煎り（ロースト）が望ましいです。

（※）本当に信頼できる研究　「ランダム化・二重盲検・プラセボ対照」のような学術的価値の高い方法で検証されたもの。「何十万人」という膨大な数の被験者を「何十年」も追跡・比較してわかったもの。そして質の高い多数の研究結果を統合・再分析してわかったもの（メタ解析）といった、真の意味でエビデンスレベルの高い（医学的・統計的に証明された）もの。

②他の望ましい油脂

・オリーブオイル、ココナッツオイル
・ＭＣＴオイル

ＭＣＴオイルは、ココナッツオイルのよさである「中鎖脂肪酸」を人工的に抽出したものです。中鎖脂肪酸は（通常の油脂の中心となっている長鎖脂肪酸と異なり）摂取されても脂肪細胞に沈着しにくく、すぐに代謝エネルギーとして使われるとされます。

この「効能」のおかげで一時ココナッツオイルがブームになったわけですが、中にはあの独特の香りが苦手、という人も。さらに、ココナッツオイルは融点が26℃と高いため、真夏以外は室温でもすぐに固まってしまい、やや使いづらいという短所がありました。

この二つの短所を解消したのがＭＣＴオイルで、次の特徴があります。

・無味無臭

・いつも液体

したがっていつでもどこでも補給できる、というわけです。ただしＭＣＴオイルは加熱調理で変質するおそれがあるので、サラダにかけるなどで摂取しましょう。

③望ましくない油脂

・トランス脂肪酸（マーガリン、ショートニング）

残念ながら、市販のパン、クッキー、ケーキ、各種スナック菓子のほとんどに含まれています。安価で、日が経ってもいつまでもふわふわ・サクサクとした食感が保てるからです。

しかし天然では少量しか存在しない油脂なので、代謝経路が進化してきませんでした。このため細胞が有効活用できず、かといって排除するシステムもないため細胞内に組み込まれてしまい、このため細胞膜機能や酵素反応といった重要な機能が損なわれることがわかってきました。

・紅花（サフラワー）油

「健康的な植物油」ということで30年前〜10数年ほど前まではブームになっていましたが、その後の研究でかえって心臓血管系の疾患リスクを高めることがわかりました。現在でもまだ、サラダ油やマーガリンにわざわざ「紅花油」「（あるいはその健康効果のもとと思われていた）リノール酸」をうたった製品が一部残っていますが、近づかないようにしましょう。

バターや肉（特に獣肉）の脂肪は飽和脂肪酸だから悪いとか、いや悪くないという論争がありますが、要は油脂の種類としての「オメガ6」と「オメガ3」の比率が重要なのであり、現代生活ではよほど意識していないとオメガ6系である肉、卵、乳製品およびその加工品ばかり摂取してしまい、そのせいで体内炎症が慢性化し、これが各種生活習慣病のベースとなることが問題です。なので意識してオメガ3を増やす必要があります。

では何にオメガ3が多く含まれるかですが、主に魚です。特にアジ、イワシ、サンマ、サバといった青魚系はオメガ3の代表格であるDHA、EPAが多く含まれます。なお、魚が苦手な人や、植物食中心にしたい人にはえごま油（しそ油）や亜麻仁油などがよいともいわれますが、これらの油をきちんと吸収するためには代謝に必要な各種ビタミン・ミネラルが十分体内にあることが条件。しかし多くの人はそうでないので、和・洋・中さまざまなメニューから自分が比較的取り入れやすいものを探して、週に2〜3回は魚を摂る機会をつくるように意識してみましょう。

たとえばサラダにトッピングのようにしてシーチキンを加えるとか、ご飯のときにはふりかけ代わりに必ずシラス（またはちりめんじゃこ）、かつおぶしを食卓に出しておく、といったところから工夫されてはいかがでしょう。

私がときどきつくるのは、海鮮汁風のサバ缶味噌汁です。サバ缶＋みそ（だし入りの液状タイプ）＋刻みネギ（買ってきたネギを薄い輪切りにしたものを冷凍保存しておく）で手軽にでき、便利です。

なお、「魚でかつ赤身、といえばマグロだ。自分はマグロ大好き！じゃあ今後は毎日マグロの刺し身や漬け丼、ネギトロ巻き寿司とかを食べればいいのね、ラッキー！」と思ったあなた。

ちょっと待ってください。確かにマグロにはＤＨＡ＆ＥＰＡがたっぷりで、しかも赤身なのでヘム鉄も多く、理想的に見えますが、一つ大きな問題があります。

それは**水銀汚染**です。今やどこでとれた魚介類でも多少とも水銀が入っている可能性がありますが、中でも大型魚は食物連鎖の頂点近くにいるため、その分多量の水銀が体内に蓄積されています。なのでマグロは、何かのお祝いで特別なお寿司を注文するときなど、年間数回以内に留めるのがよいでしょう。基本的には魚のサイズは小さいほど水銀リスクが低いですし、小型魚なら背骨や頭ごと食べられるのでその意味でも優秀ですね。たとえばカタクチイワシの稚魚であるシラス（海辺の町などで手に入るなら、生シラスが特におすすめ）、キビナゴ、シシャモ、イワシといった小型青魚を意識して選ぶ習慣をつけると、あなたの健康になおよいでしょう。

「どのくらいの大きさまでならＯＫなのか？」という疑問には、栄養療法の動画をアップしているある人の意見がわかりやすく参考になるかと思いますので、追記しておきます。

「目安のサイズは、あなたの肘から指先までの長さ」。

私の場合、ざっと測ってみると42㎝でした。確かにこの範囲ならアジはもちろん、サバやサワラ、ブリといった日常的な魚の大部分も入ります。おすすめな魚の一つに鮭があるのですが、切り身になっていてもとのサイズ不明であり、おそらくサイズも50〜60㎝以上あるでしょう。サイズについては別なサイトでは25㎝以下が望ましいとありましたが、そうすると食べられる魚の種類が減ってしまい、楽しく栄養療法ライフを送るためにはどうかな……と感じましたので、魚屋の店頭で品定めするときには、だいたい自分の肘から先と比較して決めるのが実用的でしょう。

なお、鮭については、北極に近い冷たい海のほうがまだ水銀汚染が少ないとされることから、ロシア産など北海のものが望ましいともいわれます。

ただし鮭には、水銀以上に問題になっている要素があります。

それは、天然物か養殖物かです。養殖物はイケスでエサたっぷりで育てられるため脂が乗っていますが、そのエサには抗生物質や寄生虫の殺虫剤が含まれています。特に南方・チリ産の養殖鮭（もともとチリには鮭はおらず、１９７０年代にＪＩＣＡ［独

立行政法人 国際協力機構」が養殖法を持ち込んで教えたそうです）では高密度のイケスの中で病気が広がらないよう、多量の薬剤を与えるのが普通だそうです。そのうえエサのコスト削減のため、牛・豚・鶏の出荷後のクズ肉とか、はては病死した鮭までを粉砕して加工し、養殖のエサにしている業者もあるとのこと。こんな話が真実だとすれば、もう、北海の天然鮭しか食べたくないですよね。

DHA、EPAは体内の炎症を抑えてくれる効果が高いです。

慢性炎症が、がんや糖尿病、認知症を含むあらゆる生活習慣病の基盤になっていることを思えば、この大本の炎症を鎮静化するDHA、EPAは毎日積極的に摂るのが正解でしょう。

3〜4か月間、毎日食べ続けると、細胞膜の脂肪酸がオメガ6系（炎症を起こしやすい）優位だったのが、オメガ3系（炎症を抑える）優位の組成に入れ替わってくることが、研究でわかっています。

以前からDHA、EPAが気管支ぜん息の緩和や高血圧予防にもよいという研究はありましたが、精神面でも、たとえばアルツハイマー病の進行を遅らせるのではとか、統合失調症の症状を軽減できるのではとか、てんかんの発作コントロールに役立つのではといわれてきました。また特に病気レベルではなくても、何かとイライラしたり怒りっぽい人の衝動性を改善する、ということもわかってきています。こういうわけで、少なくとも週に2～3回、魚を食べる習慣づけをすることは、健康寿命を伸ばすセルフケアとして非常に有効といえるでしょう。

(3)甘味の摂り方

砂糖は白砂糖だけでなく、三温糖だろうが黒砂糖だろうが、はたまた「ヘルシー」イメージのあるハチミツだろうが、血糖値の急上昇をきたすことには変わりないのでおすすめしません。

あめの代わりにブドウ糖を買ってなめている人もいますが、砂糖もブドウ糖と果糖からできていることからもわかるとおり避けたほうがよいです。

また最近は「砂糖」という名称を避けてなんとかヘルシーなイメージを維持しようとしているのか、砂糖の代わりに「甜菜《てんさい》糖」「甘藷《かんしょ》糖」「有機サトウキビ糖」と標記してあったりしますが、要は原材料がそれぞれ「サトウダイコン」「サツマイモ」「サトウキビ」というだけで、同じ砂糖（ショ糖）になるので、害も同じです。惑わされないようにしましょう。

天然甘味料でありながら比較的血糖上昇速度が遅く、おすすめできるのはアガーベシロップです。従来は都心部の高級スーパーでしか入手できませんでしたが、最近では一般的通販でも見つかるようになりました。

ラカントS（いずれも天然由来の羅漢果エキスとエリスリトールを合わせたもの。顆粒もシロップもあり、使いやすい）はほぼカロリーゼロです。

ステビアやキシリトールも天然由来でカロリーもほぼなくおすすめしたいところですが、実際には入手しにくく、購入できても価格が高いので実用的ではありません。

メイプルシロップ（特に茶色が濃い「ベリーダーク」タイプ）、メイプルシュガーはハチミツや水あめなどに比べるとやや血糖上昇速度が遅めといわれますが、やはり多用はしないほうがよいでしょう。

なお低糖質をアピールしているチョコレートも売られていますが、原材料に砂糖が含まれていたら避けましょう。砂糖やブドウ糖の代わりにマルチトールやラカントなどを使っているものならよいでしょう。
また人工甘味料を敵視する人もいますが、従来いわれてきたような発がん性もほぼ無視してよい程度とわかってきました。ただ最近の研究で、人工甘味料が腸内環境を悪化させるとの説も出ているので、やはり食べすぎは避けましょう。

最近では、インターネット通販でも低糖質をウリにしているスイーツが、ずいぶん増えてきました。私は普段からあまり甘すぎないデザートを好みますが、そんな私でも市販の糖質制限スイーツは次のようなものが多く、愛用に至っていません。

・甘味がなさすぎて正直、美味しくないものが多い
・白砂糖は使ってないが黒糖やハチミツ、米あめなど、一見ヘルシー、実は害をなす他の糖類を使ってしまっている
・(小麦も卵も牛乳もＯＫな人は多いはずだが) 砂糖だけでなく、これらも除去することに力を入れるあまり、高額になってしまっている
・ショートニングやマーガリンを使うなど、使用する油脂の良し悪しに無頓着（コ

ストカットすることで多くの客に買ってもらいやすくしているのか）

私は高校生時代から焼きっぱなしのパウンドケーキなど簡単な菓子づくりは好きだったので、通常のレシピから栄養療法用にアレンジして自分でつくることも多いです。たとえば全粒粉、ラカントS、バター、卵、ナッツ、無糖チョコなどを入れたパウンドケーキなどです。

（4）「補食」という観点

従来の「おやつ」「間食」というと、空腹時に血糖を補うとか、気分転換的な意味が大きいと思われますが、栄養療法的には「前の食事からの時間経過で血糖値が過度に低下するのを防ぎつつ、1日の摂取タンパク質量を増やす」という二つの目的があります。

前述したように、食間に糖質を摂ってしまうと心身に悪影響が出るので、摂る間食は嗜好品ではなく「3度の食事だけでは不足しているタンパク質量を補うもの」と意識してください。その観点でいうと、特に以下の食品がおすすめです（いくつかは、すでにご説明したとおりです）。

・ゆで卵
・ミックスナッツ（味つけしていない、かつ揚げていないもの）
・煎り大豆（味つけしていないもの）
・ベビーチーズなどのチーズ
・プレーンヨーグルト
・するめ（ハードタイプで、味つけをしていないもの。ソフトタイプは砂糖たっぷりなので避ける）

最近ではコンビニや駅のキオスクなどでも注意していると意外と使えそうなおつまみパックが散見されます。たとえば塩ゆでした枝豆、ピーナッツなど。

こうしたものをうまく活用すると、特に昼食後から夕食まで時間があいてお菓子がほしくなってしまう、イライラ・クラクラするといった人も余計な物を摂るのを避けやすく、血糖値も安定しやすいので、長時間集中力を保ちやすくなります。

私も分子整合栄養療法に出会うまでは、空腹にかなり弱いほうでした。しかし食事のタンパク質を増やし、補食に何を摂ったらよいか知ったおかげで血糖値維持力が安定し、食事からの時間が開いてもあまりクラクラしなくなりましたし、常にベビーチーズやローストナッツなどを手近に置いているので（出かけるときも必ずかばんに入れておきます）、もしも半日以上もまともな食事にありつけない日でもタンパク質補給できます。

おかげで絶食によるクラクラ・イライラ・脱力感にも、満腹後の強い眠気にも襲われることが激減したのです。これは生活の質を大幅に向上させてくれるので、ぜひ皆さんにも実感してほしいですね。

(5) 外食でのメニュー選びのコツ

では次に、外食先での選び方としての基準をお伝えしましょう。

①ファミレス

タンパク質と野菜や海藻をたっぷり摂れる組み合わせを意識しましょう。
たとえば、以下のようなものです。

・ゆで卵やシーチキン入りサラダ
・スープはポタージュを避ける
・トッピングとして温泉卵（半熟卵）を加える

②ビュッフェ形式の食事

ホテルのランチや朝食ビュッフェなど。

最初にサラダや酢の物といった野菜や海藻、次に肉をはじめとするタンパク質の主菜、そして最後にご飯・パン・麺類といった炭水化物を選ぶことで、血糖値の急上昇を減らせます。デザートは生のフルーツ程度にしておけたらベストなのですが、どうしてもケーキやプリンなどを食べたいなら、少量を。また、飲み物の糖分にも要注意。清涼飲料はもちろん、砂糖入りのコーヒーや各種ジュース類も極力避け、無糖のお茶や、せいぜい砂糖なしでのコーヒーがよいでしょう。

③居酒屋

ポイントは、ランチメニューに定食が比較的多いこと。もちろん夜もタンパク質(肉・魚・卵・大豆製品とも)メニューが豊富、野菜、海藻などひととおりそろいやすいのがよいですね。

④その他の外食チェーンなど

ほとんどの外食チェーンは、やはりご飯・パン・麺中心のメニューなので、おすすめしにくいです。それでもそうしたお店に入らざるをえない場合は、以下の工夫をしましょう。

・単品(ワンプレートや丼もの)よりも定食を選ぶ
・肉野菜炒めや卵料理など、ある程度タンパク質の量があるものを選ぶ

・牛丼やうどんなどには半熟卵をトッピングするとか、冷奴やおひたし、酢の物などを追加して、先にそちらを食べ、メインを食べる

⑤中食（お惣菜などを買って食べる）なら

(1)コンビニのプライベートブランドのおかず「チルド惣菜」

前述「おすすめのもの」でも書いたものへの補足になりますが、最近はコンビニのプライベートブランドで、調理済みのおかずが一食分の量で売られており、便利です。特にセブンイレブンが先手を売って力を入れ、結構人気のようです。たとえば「鮭の切り身塩焼き」、「ししゃも焼き」、「ほっけの開き焼き」などはスーパーで同様のものを買った場合よりも数日間、日もちがするので何食分かまとめて買っておくと、あまり頻繁に買い物に行けない人でも安心でしょう。味つけも思ったよりも塩辛くなくて、食べやすかったです。同じ商品で冷蔵庫と冷凍食品コーナーの両方に置かれていたものもあり、それなら期限内に食べ切れなさそうなら早めに冷凍庫に移しておけばさらに長く保存できるでしょう。

⑵大手スーパーチェーンのプライベートブランド食品

プライベートブランド商品は、ある程度の需要があると見込んで、多数の店舗で同時展開されています。そのため手に入りやすく、かつ長く取り扱われる確率が高いので、低糖質・高タンパク質の商品を見つけたらメモしたり、スマホで写真を撮ったりして、忘れないように工夫し、活用するのがよいでしょう。以下はその例です。

・寒天ゼリーシリーズ

砂糖の代わりに人工甘味料を使うことで、カロリーゼロ～数kcalに抑えています。私はコーヒーゼリーに牛乳をかけたり、みかん味をプレーンヨーグルトにのせたりして楽しんでいます。

・みじんぎりのカリフラワー（冷凍）

一見ご飯、実はロカボ。こんなものまであるんだ～、時代のおかげだなあ、と感じました。

レシピの一例として、普通の冷凍チャーハンとこのカリフラワーを２：１で混ぜて一緒にレンジで加熱。これにより糖質・カロリーを減らし、食物繊維量を増やせる、というわけです。

こうした食品の情報を日頃から収集し、自分に適した糖質制限かつ高タンパク質の入手先をキープしておきましょう。

(6)ファストフード店はできるだけ使わない

高カロリー、油いっぱいのファストフード類は、イメージ的に不健康というのはだいたいの人は同意するでしょうが、近年、実際の研究でもそれが証明されてしまいました。

カリフォルニア大学の研究で、ファストフードを食べる習慣が根づいている人ほど衝動性が高くなり、自己コントロールが利かなくなることがわかりました。つまり目の前の快楽(糖質や脂質の高い食品ばかり大食いする、深酒する、今買いたいと思った物を後先考えずに買うなど)を我慢できず、心身によいこと(運動や、将来のために節約するなど)をしない、生活リズムを守れない、人間関係にトラブルを発生させやすいなど、いわゆる「堕落した生活」に陥りやすくなる、というのです。しかも恐ろしいことに、**実際に食べないまでもファストフード店の看板を見たり、ロゴを目にしただけでもスイッチが入り、そうした衝動的な行動をしてしまいがちになる**ということですから、生活圏からできるだけそうしたものを遠ざけるよう、心がけたほうがよいでしょう。

(7)サプリメントについて

私が分子整合栄養療法を知り、実践しはじめた2006年頃は、まだまだ質のよいサプリの情報が乏しく、また買うとしても海外のものはなかなか手に入れづらい状況でした。しかしその後さまざまな輸入代行会社の通販サイトを通じて、多様な種類のサプリを検索し、個人輸入することが容易となっています。

もちろん以前にも述べたように、サプリはあくまでも「食品」カテゴリーなので、出来上がった製品にラベルどおりの栄養素が含まれているかは(個人的に成分分析会社にお金を払って調べない限り)不明です。またネット情報を信じて自分に合わないサプリをのんでしまい、かえって健康を損なう人もあとを絶ちません。

なので、巻末に載せた参考図書などで学習後、本当に必要そうなサプリを、ごく少量からのんでみて、自覚症状の変化と、採血検査（最初は1～3か月ごと、慣れたら半年～1年ごと。ただし新たなサプリを加えたらそこからまた1～3か月ごとに採血）を継続的に記録して、続けるかどうかを決めましょう。**くれぐれも、初めて使うサプリをいきなり何種類も、しかも大量にのまないでください。そんな使い方をして重度の肝障害や発熱、意識障害などをきたした事例が、厚労省に報告されています。**

サプリによる「自己治療」は決して治療とはいえません。「人体実験」だという前提で、慎重に行ないましょう。不安な場合はやはり、最初は分子整合栄養療法をきちんと行なってくれるクリニックに相談したほうがよいでしょう。巻末に、分子整合栄養療法導入医療機関を検索できるサイトも載せておきます。

「それでも、自分でまずは購入してのんでみたい！」という方のために、これも巻末におすすめサイトを載せていますので、参考になさってください。

食習慣を把握するために記録をつけよう

これまで、食生活が身体だけでなく精神状態をもつくっていること、安定した精神状態を守るために、タンパク質をはじめとする栄養素をしっかり摂る必要性をお伝えしてきました。また、現代社会を生きていて、なんとなく「普通」に飲食していると、しらずしらずのうちに糖質ばかりが増え、肝心なタンパク質、ビタミン、ミネラル、よい脂質が不足しがちになること、しかし標準医学の検査ではそうした栄養欠乏は見逃され、結果として症状を改善できないのが何年も続く……となりがちなことをご説明してきました。

こうした状況から脱却し、自身の健康を取り戻すには、まずは現状把握することが欠かせません。そのためには食事の改善（何をいつ、どのように食べるか）を意識することをセルフケアの第一歩としてください。

このときに有効なのが、「生活記録表」をつけることです（236ページ）。少なくとも2週間程度は日々の生活記録をつけることをおすすめします。記録する項目は、まずは食事ですが、具体的には朝食、昼食、夕食、間食、夜食です。なお、間食といってもおやつという意味ではなく、食事を補う「補食」と位置づけるようにしてください。補食はできれば午前に1回、午後に1〜2回、強い空腹感に襲われる前に摂ることが肝要です。そうすることで、過度な低血糖による症状や、低血糖に対処しようとして分泌される、ノルアドレナリンなどによるイライラも予防できるからです。

また補食や夜食のほか、水以外で口にした飲み物も含めて記録しましょう。栄養欠乏による心身の不調が長く続く人は、無自覚のうちに砂糖やブドウ糖入りの甘い飲料を1日に何本も飲んでいることが多いのです。こうした甘い水は食物以上に急速に血糖値を上げ、その反動の低血糖を招くので、安定した血糖値を維持しづらく、その結果、心身が常に不安定、ということになってしまいます。

食生活以外にも、次のようなメンタル不調を改善するポイントがあります。これらを「合わせ技」で行なうと、より効果的です。

朝の散歩は、バイオリズムが乱れがちなメンタル不調者が自力で改善していくために、最も有効な行動療法の一つです。朝、日光を浴びると、脳からセロトニンを減らし、意欲を出す脳内ホルモンの一つ。抗うつ薬もセロトニンを活性化するものだが、朝日を浴びることで自前のセロトニン分泌量を増やせる）が出て日中の活動がしやすくなるだけでなく、日光浴から15〜16時間後には天然睡眠ホルモン「メラトニン」の分泌量も増えるので、睡眠のタイミングと深さも改善します。

少し前、**「レコーディングダイエット」**が注目されたことがありました。これは毎日体重を記録することで、自分の食生活や行動量と体重の関係を把握でき、おかげで暴飲暴食や運動不足を避けるモチベーションになるので、特別な食事制限や厳しい筋トレなどをしなくても、自然に体重を減らせるようになる、という原理です。これをメンタル改善に応用したものがこの生活記録表だと考えて、ぜひ少しずつでもあなたの心身の健康によい食事・行動法・考え方に慣れていってください。

日々の記録をつけると、自分の改善度がわかってモチベーションにつながりやすくなりますし、もし不調度合が強まったときには、その少し前の自分の行動や思考を確認することで、落ち込みや不安から脱出しやすくなります。

コラム7

小腹がすいたときの救世主、ココナッツオイル

昼食前や夕方、なんだかぼんやりする、疲労感や脱力感がある、イライラする、集中力が落ちて簡単な仕事や作業も進みづらかったり、ミスが増えたりする——。こんな症状がたびたびあるなら、あなたの血糖値は不安定です。

こんなときには、油脂を上手に活用しましょう。腹持ちがよいし、少量でカロリーがあるので、休憩時間などに少量内服することで、その後のパフォーマンスが回復します。

この目的のためにはココナッツオイル（ココナッツオイルの香りが苦手ならＭＣＴオイルでもＯＫ）が最適です。通常の油（長鎖脂肪酸）と違って脂肪として身体につきにくく、すぐにエネルギー源となってくれます。

食間だけでなく就寝前に小腹がすいたときにも、つい糖質の間食に手が伸びてしまうのを予防できます。

血糖値が不安定だと夜中に低血糖になってしまう場合が多く、そうした人は睡眠の質が悪いのでなかなか寝つけなかったり、睡眠が浅くて夜中に目が覚めがちです。そ

していったん覚めたが最後、なかなか眠りに戻れず、この間に無性に甘いものを食べたくなってしまう、という人も少なくありません。ココナッツオイルを就寝前に小さじ1杯程度飲んでおくことで低血糖を防ぎ、睡眠の質をよくして熟睡できるようになります。

さらに血糖値が不安定な人は朝目覚めたときにも低血糖になっているためにボーッとしてしまい、なかなか起き上がる気になれず、無理に起床しても1〜2時間は意欲も判断力も出ない、という人も多いでしょう。通俗的には「私は低血圧だから、なかなかエンジンがかからない」などと表現されることが多いですが、実際には低血糖を疑ったほうがよいでしょう。

そして経験的に、そういうときには砂糖入りコーヒーを飲むとなんだかシャッキリするので、それが習慣になっている人がいますが、それだと「気つけ薬」のように一時的な刺激で覚醒したように感じるだけで、糖分を入れてしばらくすると反動でまた低血糖になり、不調を繰り返すだけです。

こういう起床時のタイミングにもココナッツオイルまたはMCTオイルを摂ることが役立ちます。特に**MCTオイルは即効性があり**、早ければ20分後には頭がハッキリしてくるのを自覚できます。ただし代謝も早いので、約2時間後にはもとに戻ります。これを防ぐには、MCTオイルとココナッツオイルを半々（各小さじ半分〜1杯ずつ）に混ぜて摂るのも一法です。飲み物やヨーグルト、サラダなどに加えると、朝食時に取り入れやすいでしょう。もちろんプロテインに混ぜてシェイクして飲むのもよいです。

一点だけ注意点があります。それは胃が非常に弱い人の場合、空腹時に多量に摂ると、胃が焼けるような痛みを感じる場合があるということです。豆乳や牛乳、プレーンヨーグルトなどに少量（小さじ1杯以下）を混ぜるところから試してみるのがおすすめです。

コラム8 タンパク質以外の、栄養素が多い食品って？

これまで本書は、特に毎日のタンパク質量を確保することに主眼を置いてきました。では本書で重要な栄養素の代表として強調している、ビタミンB群、鉄、亜鉛についてはどうなの？という疑問をもたれた方もいるかもしれませんね。

実はこれらの栄養素は、いずれもタンパク質を意識して多く摂り、そして主食よりもできるだけ多い量の野菜・海藻・キノコ・ナッツやシード類（カボチャの種、ヒマワリの種、松の実など）を摂ると、自然にビタミンB群・鉄・亜鉛も摂れるのです。

これまでの説明の中で取り上げなかったものを以下に追記します。

ビタミンB群

緑色の濃い葉物野菜やブロッコリー、海藻（特にのりや青のり）には葉酸が豊富。意外なところでは鶏レバーにも多いです。その他のビタミンB群はとにかく肉と魚をたっぷり摂ればOKです。

鉄

レバー(豚に特に多いが牛、鶏も含む)、赤身魚であるカツオ。アサリやシジミといった貝類。大豆製品も割と多いです。

ホウレンソウやヒジキ、プルーンなども有名ですが、タンパク質と同様、植物からは非常に吸収しにくいです。「プルーンエキス」は、あのとろみ成分である「ペクチン」が鉄を抱え込んでいるので吸収しづらく、これで鉄を補おうとはしないほうがよいでしょう。

亜鉛

牡蠣、ウナギ、シラス、レバー。植物性なら海藻類、枝豆。切り干し大根にも。補食として、ゆでた枝豆(あらかじめさやから出してある冷凍食品もあり)や、焼きのりをつまむ習慣もよいでしょう(味つけのりは砂糖で調味されているので不可)。

●第6章まとめ●

□外食やコンビニ中心の食生活でも工夫次第で、低糖質・高タンパク質の食生活にできる。

□タンパク質の1日の必要量は、体重1kgあたり1g以上。妊婦は1.5g以上、成長期の子供は2.5g程度は必要。

□食品中のタンパク質量は調理によって70%程度に減少するので、その分を見込んで多めの量を摂るようにする。

□食事以外で何か口にするときは、「間食（おやつ）」ではなく「補食」、つまり食事のみでは足りないタンパク質量を補うものを意識して選ぶ。

□健康によさそうに見えて実は逆効果なもの

①ジュース類（野菜ジュース含む）、スポーツ飲料

②ドライフルーツ

③ビタミンやミネラルを強化したとアピールするが、原材料に砂糖など糖類が使

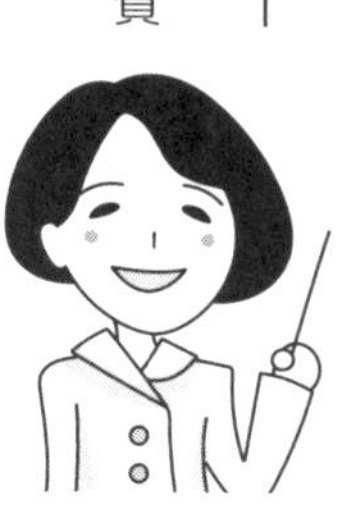

われているもの

④野菜中心の食生活で、肉や卵などタンパク質をほとんど摂らない食事

〈意識して摂るべきもの〉

ゆで卵・温泉卵、チーズ、プレーンヨーグルト、サラダチキン、シーチキン／サバ缶、イワシ缶（水煮やオリーブオイル漬けなどのもの）／冷奴セット／茶碗蒸し／豆乳（成分無調整が望ましい）／プレーンヨーグルト／ナッツ（種類は何でもよいが、味つけせずロースト（素煎り）したもの）／オリーブオイル、ココナッツオイル、ＭＣＴオイル／プロテイン（無糖のもの）

〈要注意のもの〉

サバ缶、イワシ缶（みそ煮やしょうゆ煮のもの）／サンマの蒲焼き缶／焼き鳥缶（特にタレ味）／肉まん／練り物、ハム、ソーセージ／揚げ物（唐揚げ、アメリカンドック、串揚げ、揚げシューマイ、揚げたこ焼き、トンカツ、魚介の

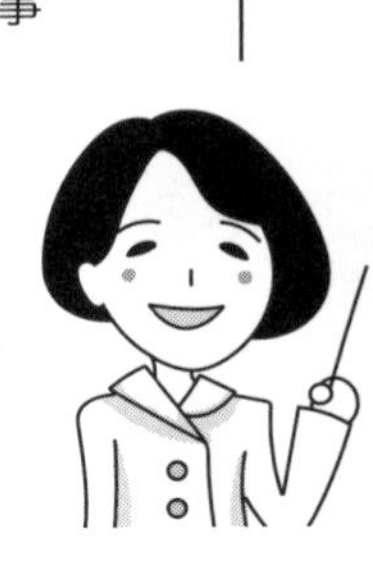

フライなど）／寿司（刺し身はよいが、特にマグロは避ける）

〈避けるべき油脂〉

マーガリン、ショートニング／紅花（サフラワー）油

〈おすすめ甘味料〉

ラカントS、エリスリトール／アガーベシロップ／メイプルシロップ（前記2種よりおすすめ度は下がる）

〈避けるべき甘味料〉

砂糖（白砂糖のみならず黒糖、三温糖なども含む）／ハチミツ／果糖、ブドウ糖

□外食（ファミレス、ビュッフェ、居酒屋など）活用法

①丼ものなど一品料理は避け、定食タイプを選ぶ

②一品料理にせざるをえない場合は、副菜としてサラダ、おひたし、冷奴、酢の物などを追加する。タンパク質を補うために温泉卵をトッピングするのもよい

③ビュッフェでは、前文で副菜として挙げたものや野菜料理↓肉その他の主菜↓主食の順で食べる。デザートは生の果物が望ましく、それ以外はできるだけ避

ける

④ドリンクは、ジュースはもちろん、砂糖入りのコーヒーなども避け、無糖の飲み物を選ぶ

⑤ファストフード店にはできるだけ近づかない

□中食（お惣菜などを買って食べる）の場合
コンビニオリジナルの「チルド惣菜」（魚や肉のもの）／無糖寒天ゼリー／みじん切り冷凍カリフラワー（白米の代用）

□サプリメントのほとんどは品質不明なのでこれに頼らず、まず食生活の改善を。どうしてもサプリを使いたい場合は1度に1種類を少量から試し、自覚症状と、できれば1～3か月ごとの血液検査で効果と副作用を確認しながら、慎重に使用する。

□食生活と心身の調子をできるだけ効果的に改善するために、記録をとる。

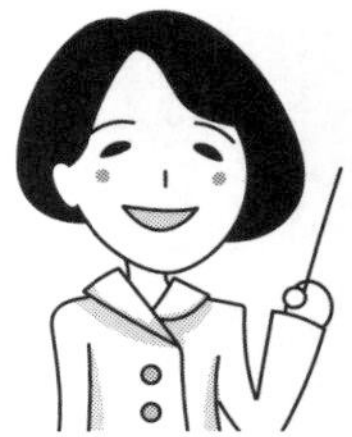

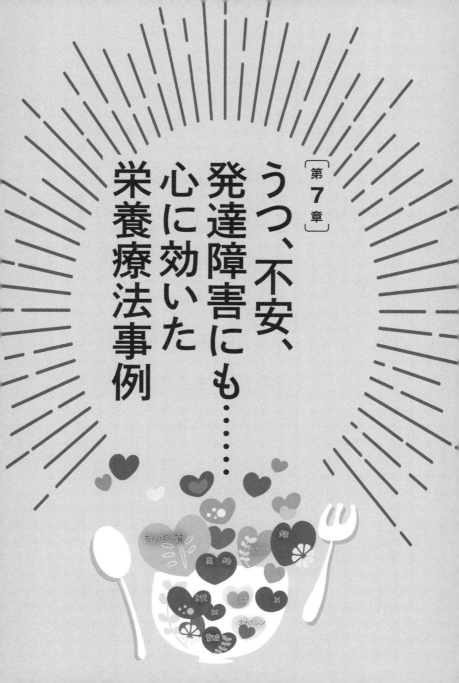

第7章

うつ、不安、発達障害にも……心に効いた栄養療法事例

前章までで、私たちの身体のみならず、精神もいかに栄養素の影響を強く受けているか、現代の糖質過剰な環境では容易にうつや不安などのメンタル不調をきたしやすいことを、お伝えしてきました。

本章では、日々の食習慣の偏りが原因で、学業や仕事のみならず、日常生活にさえ支障が出ること、しかし食習慣の改善でつらい症状も減らしていけることを、事例を挙げながらご説明します。

これらの事例では、客観的情報を得るために栄養解析用の採血検査をして、それに基づいて食事の指導とサプリの提案をしている場合が多いのですが、読者の皆さんは健康診断などでの限られた情報を参考にしつつも、主には食事の改善（何をいつ、どのように食べるか）を意識することをセルフケアの第一歩として活用していただければと思います。

セルフケアを効果的に行なうためには、少なくとも最初の2週間程度は、236ページでご紹介する生活記録表をつけることをおすすめします。

ケース1 長引くうつ状態（悲観気分、落ち込み、イライラ、すぐ疲れる）

30代女性Aさん。会社員なのですが、25歳をすぎる頃からなんだか疲れやすく、そのため何事にも意欲的に取り組めません。仕事も、命じられたことは一応こなせるものの、少しでも残業が加わったり、納期の迫った急ぎ仕事が入ったりするとたちまち不安になって集中できず、イライラと落ち込みも出てつらくなります。

普段の食事内容は、朝はコーヒー1杯のみ、昼はコンビニで買ったおにぎりとゼリー飲料、一人暮らしなので夜もコンビニで買った弁当やパスタと、プリンやチョコなどで済ませている状態でした。

血液検査ではタンパク質の代謝状態を表す「尿素窒素」が一ケタでしたが、ヘモグロビンは一応「12」あったので、基準値としては「正常」とされてしまう範囲です。AST、ALTの値からみても、ビタミンB群も欠乏していることが予想されました。このため、食生活の改善（糖質を減らし、タンパク質を増やす、タンパク質の補食をオフィスに持参して休憩時間に食べるなど）を助言したところ、1～2か月経つ頃には「だいぶ疲れが減り、楽になった」と、微笑しながら報告してくださいました。

ケース2　統合失調症

30代女性Bさんは、統合失調症の方で、発病後10年ほどが経過していました。睡眠時間を削って専門学校での課題に取り組むうちに、被害妄想と幻聴が聞こえてくるようになり、自宅を監視されている感覚も出てきておびえ、このため窓に目張りをする、電気もつけない状態にしていつも自室で息をひそめて暮らすという、異常な状態になっていました。

ご両親と同居はされていたのですが、両親とも娘に関心が低く、助けを求めても「怠けている」などと言われるため、本人は決死の覚悟で近くのメンタルクリニックを受診し、薬物療法開始となりました。

薬のおかげで妄想や幻聴は軽減したものの、少量の薬でふらふらになってしまうため、とうとう専門学校からも退学。薬以外の方法はないものかとのご相談で、当時私が勤務していた栄養療法クリニックにたどり着かれました。

クリニックでは必要最少量の薬物だけ継続し、そのうえで栄養解析の血液検査をして、主にナイアシンという、ビタミンB系の栄養素をサプリで摂ってもらいました。

それから半月ほど経った再診時に、この方が語った言葉です。

「楽になりました……。それまで、頭の中が真っ暗で、何も考えられない状態だったのが、あのサプリをのんでからは、まるで豆電球がともったみたいに、周囲のことが少しずつ見えるようになったというか。ホッとしました」。

この方はその後も薬物療法と栄養療法を併用することで、自宅から出られる時間が増えるようになり、少しずつアルバイトも開始していくことができました。また、今後の再就職のためにと、就労支援センターのスタッフのサポートも受けながら、障害者向けのパソコン教室にも通いはじめました。

ケース3 多動、興奮、不登校

飽食の時代の現代にあっては、一見、栄養障害などなさそうですが、家庭でも外出先でも糖質（砂糖などの甘味だけでなく、精製炭水化物一般）があふれている生活では、昔とは違ったかたちでの栄養障害に悩まされている子どもたちがたくさんいます。たとえば電車の中で、幼児が自分の片手に余るほどの大きさのペットボトルでジュースや砂糖入りのミルクティー、カフェオレなどを飲んでいる光景をよく見かけます。

あるいは、子どもが退屈してむずかるのを防ぐために、親が絶えずお菓子を与えます。遠方の祖父母が孫に会いにくるときには、袋いっぱいのチョコレートやクッキーなどをおみやげに持ってきます。

最近では、家で一人で食事（個食）する子どもが増えています。しかもその内容は「菓子パンとプリン」「チョコレートと炭酸飲料」という、カロリーばかりで栄養のない食べ方をしている子どもも決してまれではありません。その結果として小児の肥満や糖尿病が問題になってきています。実際には「小児うつ病」「不登校」「多動性障害」といわれる症状にも、食事の極端な偏りからくる栄養障害が背景にあると、分子整合医学では考えています。

8歳の男児、C君。1～2歳の頃まではさほど目立ちませんでしたが、2～3歳以降は機嫌の上下が激しく、特に食後2時間以降には興奮が強くなり、奇声を上げる、物を投げつけたり、蹴ったりするといったことが出るようになりました。それを鎮めるために、両親はちょくちょくお菓子や甘い飲料のボトルを渡していました。そうすると直後は少しおとなしくなりますが、また1～2時間もすると同じことの繰り返しです。

学校に上がってからは、さらに問題行動が目につくようになりました。具体的には、授業を座って受けられず、教室内を歩き回る、クラスメイトとちょっとしたことでけんかになる、宿題に取り組めない、毎日のように忘れ物をする、などです。担任教師に、精神科を受診し、発達障害がないかの検査を受けてはと言われましたが、大学病院精神科を受診してみても、そもそも検査を受けるだけの集中力がないとのことで、検査を受けるに至りません。インターネットで分子整合栄養療法のことを知った両親に連れられて、栄養療法を行なうクリニックを受診することになりました。

予想どおり、検査ではタンパク質・ビタミンB群・鉄などに重度の欠乏がみられたため、食生活の改善法と、必要なサプリメントの処方を行ないました。

甘いもの依存になっている状態から親がおやつを減らそうとすると、当初は強い抵抗を示したC君ですが、3〜4か月たつ頃から、イライラや興奮の程度や頻度が徐々に少なくなりはじめ、半年後からはそれなりに座って授業を受けられる日も増えてきました。

また、発達障害、ないしその傾向がある児童は、脳の他の部位も発達が遅れていることがあります。たとえば手先が不器用、幼稚園でのお遊戯で、音楽や他の子と協調して手足を同時に別々の動きをさせるなどが極端に苦手、運動会での走り方がぎこちなくすぐ転ぶ、などです。こうした症状は鉄不足により、脳内ホルモンの「ドーパミン」が十分泌できないことが、一つの大きな要因です（99ページの代謝図を見返してください）。これらの症状も、ヘム鉄サプリの服用で改善していきました。

もともと単独行動好きな性格のC君でしたが、それでも栄養改善のおかげで、ペアや班をつくっての活動にも、さほど支障なく行動できることが増え、普通学級での進級を続けられています。

「不登校」「引きこもり」といわれる人たちの背景には、高い確率で栄養欠乏が伴っています。その流れは以下のようになるからです。

偏った食事でタンパク質や鉄が欠乏し、すると睡眠の質の低下とだるさから、朝起床できず、欠席してしまう。

←

昼過ぎまで寝ていて、午後、適当なもの（菓子、パン、おにぎり、カップラーメン、清涼飲料など）を口にしながら、スマホゲームをしたり、動画を見て過ごす。

←

昼間の太陽光を受けないので体内時計がずれるのと、日中の活動量が少なすぎるために夜の眠気が来ず、夜ふかしになる。その結果、深夜や明け方にようやく就寝する。

これでどんどん昼夜逆転していきます。人間は昼行性動物なので、朝日とともに起き、日中出歩き、日没後あまり長くない時点で就寝する、というのが本来のバイオリズムです。進化の歴史上、このリズムに応じて各種のホルモンが分泌され、そのおかげで心身に最適な活動ができてきたのです。

ところが現代では糖質およびカロリーばかり高い食生活で栄養欠乏し、身体も使わないのでバイオリズムも乱れます。このような状況ではだるさや疲れやすさといったわかりやすい身体症状のみならず、漠然とした不安感、憂うつ感、イライラや焦り、悲観的気分、睡眠障害といったさまざまな精神症状が出やすくなるのです。

ここ20年ほど、子どもから社会人までの「不登校」「休職」「引きこもり」が増え、しかも期間も数年どころか10年、20年と続いてしまっている人が増えていますが、食事と生活サイクルの是正をしないうちは、いくら精神科薬をあれこれ変えてのんでもよくなりません。

ちなみに、私が懸念していることがもう一つあります。この1～2年、小児向けに適応をとった向精神薬が増えてきているのです。これまであまり使われてこなかった小児市場にも参入することで売上を上げようという、製薬会社の思惑が感じられます。

しかし子どもは脳神経がまだ発達途上で、大人以上に薬の影響を受けやすいところがあります。「不登校がなかなか治らないから」と安易に新薬を試すのは、賛成できません。それよりも子どもの栄養状態とバイオリズムを少しずつでも改善していくことこそが、本来の治療法のはずだからです。

ケース4 対人不安で仕事ができない

30代男性のDさんはフリーランスのイラストレーターでしたが、初めての見込み客の所に行って説明やプレゼンをすることに、最近次第に不安が強まり、この仕事をもう続けられないのではないか、ということで相談に来られました。

ご本人いわく、自分のイラストには妥当な価値があると思えていて、独立した頃はそれなりにいろんな人にアプローチできていたのだが、最近自信がなくなって、「自分なんかが行っても、評価されないのではないか」、「『こんな作品を持って来るなんて、ダメな人だ』と思われるのではないか」などと最初から思ってしまって、相手に連絡もできないのです、ということでした。背景に、仕事量が多く消耗して、心身のエネルギーが落ちており、そのため思考パターンも悲観的になっていることが予想されました。

栄養解析のための血液検査をしてみると、予想どおり、タンパク質や鉄分、ビタミンB群といった栄養素がかなり欠乏していました。そこでこれらをサプリで摂ることと、食事の改善法を指示したところ、1か月後の再診時には、以下のことを述べられたのです。

「そんなに最初からダメと決めつけないで、とにかく行ってみれば、提案してみればいいんですよね。もしその人が断ったって、たまたまその人の好みに合わないとか、条件（料金とか納期とか）が合わなかっただけかもしれないし。たとえ断られたって自分に価値がないという意味にはならないんだから、ダメもとで行ってみればいいんですよね」。

この方にはまだ栄養療法だけで、心理カウンセリング的アドバイスはしていない段階でした。しかし、栄養状態が改善し、脳神経が本来の機能（意欲、判断力など）を回復できたことにより、この方本来の、理論的で中立的なものの見方が再びできるようになりました。そして、自然に「認知療法」(うつや不安に有効性が証明されている、ある心理カウンセリングの方法)的な見方ができるようになったのです。このように、十分な量で良質な栄養素を体内に入れることで、生体の本来の機能が回復し、脳機能としての精神状態が改善するので、自覚的にも客観的にも「よくなった」ことを実感できるようになります。

ケース5 ＨＳＰ（Highly Sensitive Person 非常に敏感なタイプの人）

ここ数年、日本でも知られるようになってきた概念です。医学用語でも診断名でもないため、用語としては数年後には廃れてしまうかもしれませんが……。ＨＳＰの特徴は、五感が過敏なだけでなく、対人刺激にも非常に過敏なことです。この分野で何冊も著書があるデンマークの心理療法士イルセ・サン氏によると、ＨＳＰは人口の５人に１人いるとのこと。

・音や光に過剰に反応してしまい、オフィスや店舗で落ち着いて過ごせない
・人の表情や言動に圧倒され、頼まれごとなどされたらまず断れない
・複数の人の中にいることが苦痛
・こうした特性のために社会適応しづらく、そんな自分を低く評価してしまうため、不安やうつにもなりやすい

以上のような特徴があります。特に他人に対する緊張や不安、自分に対する低い自己評価については、ある程度継続的な心理療法が最も根本的な治療法でしょう。といってもカウンセリングでＨＳＰがなくなるのではありません。そうした特性を持った自分を受け入れ、そのうえで他人にも自分の特性を説明し、「皆とうまくいくようにするために、こうさせてもらいたい」といった、ちょっとした要求を上手に伝えられるようになることが肝要です。

その一方で、緊張や不安、リラックスや集中する能力、他人と適切な距離感をもつための認知力・判断力は、脳神経の円滑な活動で、ずいぶん改善します。このため、ＨＳＰの気質を生まれ持った人でも、栄養状態をよくすることで、過敏性からくる不

安や消耗を最小にし、逆に適切な自己主張や表現力を発揮しやすくなるのです。

20代の会社員、Eさん。従来から外出時にまぶしい(太陽も人工照明も)、電車やお店、オフィスでのざわつきや日常生活音が、耳に突き刺さるように感じてしまってつらく、目の前の作業に集中できない、というのが悩みでした。それでも学生時代までは極力一人で過ごす、学校では休み時間はスマホの音楽をイヤホンで聴いて周囲の雑音をやり過ごしていました(高校まではそれさえ禁止されていたので、しかたなく耳栓をして目をつぶり、誰にも話しかけられないようにしていました)。

しかし社会人になってからは、常にある程度は同僚や上司と対話しながら仕事を進めていく必要があるため、どの方法も使えません。オフィスでは与えられた机の上が、天井灯の光が反射してまぶしい(健常者ならなんとも感じないレベルなのですが)、始終かかってくる電話(自分ではない、部屋のかなり離れた席の人のものも含めて)の着信音がなるたびに、飛び上がるほど過敏になり、同僚たちの会話でいちいち集中力をもっていかれるといった状態に陥り、毎日が苦痛で、なかなか仕事に集中できません。

その結果、入社して2か月も経つ頃には神経が疲れきってしまい、ある朝通勤電車の中で過呼吸と吐き気、めまい、失神しそうな恐怖感のため途中下車しました。以後電車に乗ることが怖くなってしまい、出勤できなくなりました。

この方も予想どおりタンパク質・ビタミンB群・鉄の重度欠乏がありました。そこで食生活の改善と栄養素の補給を行なうと同時に、夜ふかし朝寝坊型だった生活リズムを、少しずつ早めるよう伝えました。

入社間もない時期だったので長く病休や休職はとれないため、その会社は退職となりましたが、これを教訓に、在宅勤務（リモートワーク）を勤務日の半分以上は選択できることを条件に転職先を見つけてもらい、まずはアルバイト、続いて非常勤の契約で働いてみる、という段階を追った社会復帰を進めていきました。

新型コロナウイルス感染が世界的に問題となった２０２０年には、それまでは旧態依然として満員電車での出勤が強要されていた日本でも、リモートワークが可能な職場が急速に増えたおかげで、この方も次の勤務先を見つけることができました。

ただ、リモートワーク時は、以下に注意しましょう。

①意識していないと、1週間通してほとんど外出せず、心身への刺激が少なくなりすぎて、体力のみならずストレス耐性も低下する。

②夜ふかし朝寝坊（ひどい場合は昼夜逆転。勤務時間よりも案件単位で給与が出る場合、勤務時間は完全自己管理となるため、より生活リズムが乱れやすくなる）。このためせっかくよい日勤仕事に就けても朝出勤できず、退職に追い込まれやすくなる危険性がある。

③同僚との気軽な会話や相談を含めて対人交流がなくなり、孤立感からメンタル不調（不安、不眠、落ち込み）をきたしやすくなる。

Eさんも放っておくと食事は1日1回、しかもゼリー飲料だけとか、おかしやパンだけになったり、全く外出せず陽の光を浴びる機会がない、休日を含め、他人との交流がないといった生活パターンになりやすい人でした。

そこで特に外出予定がない日でも、朝一番で20～30分の日光浴散歩を強くすすめ、このときについでにコンビニでゆで卵やサラダチキンといったタンパク質中心の朝食を買って帰るよう助言しました。

また通勤電車への恐怖については、段階的に恐怖対象に近づいて慣らしていくことで克服する「脱感作法」を少しずつ指導しました（その具体的な方法については、私のYou Tubeチャンネルやブログ記事にありますので、関心のある方はご参照ください）。

数か月後に次の仕事が決まったのですが、その際に、自分は五感が過敏なので、できることで対策させてほしいと会社にあらかじめ伝え、Eさん側での具体的な対策法を提案するように助言しました。すなわち、職場側のEさんの特性への理解がほとんど得られない場合を想定した、実現可能な提案です。たとえば「サングラスと野球帽をかぶることで光を抑えたい、ノイズキャンセリング機能のあるイヤホンをふだんはつけているが、必要な連絡がある場合には軽く肩にふれるなど合図をしてもらえれば応答可能」といったことです。

その結果、職場側はEさんに天井灯から比較的遠い席を与え、机には（鉄の事務机なのでむき出しだと反射が強い、かといって通常のデスクマットだとこれも光沢があって反射光がかなりあるとのことで）暗めの色の光沢のないタイプのデスクマットを用意してくれました。帽子やサングラスをつけずにすむようになったので、Eさんも同僚の目を気にせずに机につくことができるようになり、ひと安心したそうです。

職場でのこうした具体的な工夫のしかたは、巻末の参考図書リストからも学べるので、そちらもご参照ください。

コラム9 運動はすべてのメンタル不調を改善する

ＡＤＨＤなど発達障害は脳機能に未発達な部分があるからであり、運動や作業への集中がそれらの部位の発達を促します。なので子ども時代から外遊びを十分行なわせることも、（たとえ遺伝子的には発達障害の傾向があっても）症状が出る程度を軽減できる可能性があります。

運動が認知力・集中力を上げるだけでなく、イライラを減らし、逆に落ち着きや安心感を強化することで睡眠も安定するし、気分もよくなります。その結果として当然、成績も上がりやすくなりますし、対人関係トラブルも抱えにくくなるのです。

アメリカのシカゴの高校で、全国統一テストで読み書きなどの成績が基準以下だった生徒たちで希望者に、毎日朝一番で一斉に激しいランニングをする時間を加えたところ、成績で全国1位になり、国中から注目を集めた、という研究があります。そして成績のみならず、集中力が持続し、気分と意欲が改善していたのです。

これらの事例をアメリカの精神科医が詳しく紹介した書籍『脳を鍛えるには運動しかない！』（ジョンJ.レイティほか著　ＮＨＫ出版）では、運動がそのほかにも以下の精神症状を劇的に改善することを、豊富な事例で述べています。うつ病、不安障害、注意欠陥障害、依存症（薬物・アルコール、ニコチンからギャンブル、買い物、過食などまで）、更年期、認知症予防まで言及されています。関心のある方はぜひ読んでみてください。

【生活記録表の書き方】

２３９ページの記入例では、ある会社員（一人暮らし）がうつ病で休職中の状態を想定して書いています。最初は休職に入ったばかりで生活リズムが乱れ、食事内容も糖質中心。考え方も不安や、他人を恨む気持ちが強い状態です。

３か月経った時点の例では、起床・就寝リズムが勤務していた頃に近づき、食事も、栄養療法の知識を可能な範囲で実践していることがわかります。ストレスになっていることを毎日書き出すことで少しずつ不安が減り、物事のよい点に目を向けられるようになってきています。朝散歩も習慣化してきており、数時間単位での外出ができる日も増えています。

最初からテンプレートの全項目を書かねばと思うと、それがおっくうで続けられなくなる人もいるでしょうから、書ける範囲から記入しましょう。

最優先してほしいのは「起床と就寝時間」「食事内容（メインのものだけでも可）」「その日の気分・体調」の５段階評価です。

２３８・２３９ページに生活記録表の記入例、２４０・２４１ページに実際に書き込めるよう、空欄にした表を掲載しています。こちらを参考に、ご自身で表をつくっていただくか、コピーしてお使いください。

左記のサイトにあるテンプレートをダウンロードしてもよいでしょう。

https://heart-art.jp/liferecord

【記入例 2】12月21日（月）	月　　日（　）
6時40分	
12時	
近所のコンビニへの買い物を兼ねて20分	
7時20分　ゆで卵、トースト1枚（スライスチーズ1枚のせたもの）、ミルクティー（砂糖なし）、グレープフルーツ1/2個	
12時半　鮭の塩焼き、コールスローサラダ（いずれもコンビニで買ったもの）、レトルトご飯（1/3は残して冷凍保存）、緑茶1杯	
チンジャオロース弁当（ご飯は1/3残して冷凍保存）、ミニ冷奴セット、小松菜のおひたし（コンビニ惣菜。半分残して明日にまわす）	
11時　カップヨーグルト（甘さ控えめ）1個、15時45分 ベビーチーズ1個、麦茶1杯、21時 ミックスナッツ10粒ほど、無調整豆乳1本（200ml）	
昼食後、夕方まで外出した。公園でちょっとジョギング。図書館で1時間集中して本を読めた。	
3.5	
以前と比べてまだ疲れやすいが、気分はニュートラル。仕事のことを思ってもさほど落ち込まない。今日見たテレビドラマは割と面白く、集中できた。	
意地悪な課長Aのことを考えるとやはり不安やイライラが出る。→復職前に人事や産業医と相談して、負荷を減らしてもらう方法を考える。	
・天気がよかった。・チンジャオロース弁当が美味しく感じられた。・朝散歩にいくことがおっくうでなくなった。	

[生活記録表　記入例]

	【記入例1】9月1日（火）
起床時刻	9時
就寝時刻	1時半
朝散歩 （できれば出発時刻も）	家のまわりを5分
朝食 （内容と時刻）	10時　食欲なく、カップヨーグルト1個のみ
昼食 （内容と時刻）	14時　焼きうどん（昨日コンビニで買ったもの）、缶コーヒー（砂糖入り）
夕食 （内容と時刻）	19時半　豚しょうが焼き弁当（コンビニ）、烏龍茶
間食 （内容と時刻） ※飲み物含む	コーラ1本、チョコクッキー5〜6枚
行動 （いつ、何をしたか）	外出は朝散歩のみ。ずっとソファでスマホを見ながらゴロゴロしていた。
気分・体調 （5段階評価）	2
気分・体調の状態と理由 （例：出来事、天気、生理周期との関係etc.）	かろうじて朝散歩はしたものの、だるくて何もする気になれない。
繰り返し考えてしまったことを思う存分書き出す （対策できることならそれを、対策しようがないことなら気をそらす手段をできるだけ多数書く）	・課長Aにいわれたいやな言葉を思い出しては落ち込む。復職は無理なのではないか。そうしたら退職になって、貯金がつきて部屋を追い出されて露頭に迷うのでは。そうなったらどうしよう。→とりあえず傷病手当や失業保険がある。実家に一時的に帰ることも検討しよう。
良いこと日記 （今日の良いこと三つ以上書く） or **感謝日記** （感謝できること三つ以上）	いいことなんて思いつかない。

月　　日（　）	月　　日（　）

[生活記録表]

	月　　日(　)
起床時刻	
就寝時刻	
朝散歩 (できれば出発時刻も)	
朝食 (内容と時刻)	
昼食 (内容と時刻)	
夕食 (内容と時刻)	
間食 (内容と時刻) ※飲み物含む	
行動 (いつ、何をしたか)	
気分・体調 (5 段階評価)	
気分・体調の 状態と理由 (例:出来事、天気、 生理周期との関係etc.)	
繰り返し考えてしまった ことを思う存分書き出す (対策できることならそれを、 対策しようがないことなら 気をそらす手段を できるだけ多数書く)	
良いこと日記 (今日の良いこと三つ以上書く) or 感謝日記 (感謝できること三つ以上)	

おわりに

「何を食べるかで、あなたが決まる（You are what you eat）」という英語のことわざがあります。これはつまり、日々何を選んで食べるかであなたの身体も心もつくられること、したがって体調や気分を改善したければまず食べるものを変えよ、という意味です。

「常識」やマスメディアの情報、さらには厚生労働省の情報ですら、不正確だったり、間違っていたりする可能性は常にあります。ヘルシーなつもりで選んだ食材や料理が、実は心身の不調につながっていることもまれではありません。そんな、現代人が誤解しがちな「食と健康」について、特にメンタル不調の改善という視点から、本書を書いてきました。

ただ、どんなにしっかりと栄養素を入れても、運動などほかのセルフケアを実践しても、あなたが基本的にネガティブな思考や感情でいっぱいの状態のままだったら、どんな素晴らしい療法も「焼け石に水」状態で、効果が出なくなってしまいます。

少し前までは「遺伝子によってその人の体質も気質も、人生の質も決定している」と思われていました。しかしその後の研究で**「エピジェネティックス（後成遺伝学）」**というものが発見されています。これは「たとえ先天的な遺伝子情報が決まっていても、そのどれを活性化し、どれを休眠状態にしておくかは、本人の考え方に大いに影響を受ける」ということが、わかってきたのです。この理由で、本来なら不治あるいは対処不能といわれた病気（難病指定の自己免疫疾患、がんなど）さえも治癒ないし大幅に改善したという事例が、多数報告されています。

なので今回の書籍の「生活記録表」では、あなたが毎日、自分がどんなことを考えているか、その考え方をどう変えたらストレスが減って気が楽になるかを考え、書き込んでいく欄をつけ加えました。日々自分の内面を見つめ、落ち着けるようになると自律神経のバランスが整い、そのおかげで栄養療法の効果も出やすくなりますので、ぜひ少しずつでも取り組んでいただければと思います。

私は大学生のときに重度のうつ状態で1年間休学しました。もともと内向的で人見知りなのに、全寮制の医学校に入校し、24時間常に他人が同じ空間におり、プライバシーも限りなくゼロの生活環境で消耗したのです。

今から考えると「うつ病」の診断基準どおりの症状でした。睡眠が障害され、意欲が低下して、通常なら片手間でもできるような身のまわりのことをするのも一苦労。頭がまわらなくなり、教科書を読んでも全く頭に入らず「自分はバカになってしまったのでは？」とパニックになりました。四六時中不安焦燥感が激しく、将来に希望も感じられなくなっていました。その結果、休学せざるをえなくなったのです。

自宅療養に入っても不安の種はつきないので、睡眠中だけが救いだ……そう感じていました。そんな状態からどう脱したらよいのかわからず、生きていることすらつらいばかりと思っていました。

当時は一般向けの心理学本も少なく、うつ病一つとっても「どんな病気か」「自分でできる対策は何か」といった知識を与えてくれるものはほとんどありませんでした。ましてや栄養や運動などでメンタルを改善できるという知見もまだなく、治療法は薬物療法をしながら安静にするとか、有効だが時間とお金がかかる頻繁な心理療法しか選択肢がありませんでした。

もしも今、当時の自分にアドバイスするとしたら、現在はいくつもの有効な方法があるので、それを伝えるでしょう。中でも食事の改善は、誰でもその日からはじめられることですから。

当時の自分に伝えるなら、以下の内容と優先順位で助言するでしょう。

①食事の改善　②朝の散歩　③外出、運動、筋トレなどで身体に刺激を与える
④マインドフルネス瞑想　⑤筆記開示　⑥スピリチュアル　⑦アロマセラピー

少しだけ、それらの内容に触れておきます。

①食事の改善　本書にある内容を教えるでしょう。もしも身のまわりのことをするのも難しい、たとえばトイレに行くのさえ這っていかねばならないほどだ、5分間座っているのもしんどい、といった最重度な状態なら、家族に車に乗せてもらって、一番近い栄養療法クリニックに1回は受診し、「治療品質」が保証されたサプリを1〜3種ほど、数か月は使ってみるでしょう。巻末に、全国の分子整合栄養療法導入医療機関の調べ方を載せています。私自身は栄養療法に出会い、ナイアシンの使用量に比例して明らかに睡眠や不安、意欲低下が改善したのを、今でも鮮やかに覚えています。

②朝の散歩　「生活記録表の書き方」で述べたように、朝日を浴びながら20〜30分

ウォーキングをすることで、不安やうつ気分を減らし、夜間睡眠の質を改善する脳内ホルモンの分泌がうながされます。

③外出、運動、筋トレなどで身体に刺激を与える　朝散歩自体は30分以内でよいのですが、それに加えてできるだけ週の半分以上は外出。その際のウォーキングに、余裕があればときどき早足ないしジョギングをはさみ、心拍数を上げる時間をもつようにすると、なおよいです。当時、「精神状態の改善のために、外出して気分転換することも必要」とどこかで聞き、ある日にがんばって外出着にして少しおしゃれもしてみて2〜3時間買い物に出かけてみたことがあるのですが、特に改善は感じず、むしろ疲れるばかりだったので、以後は外出しない、と決めたことがありました。

今から考えれば、それはメンタル改善の方法を知らなかったために、うまく外出を活用できなかったにすぎません。外出刺激は段階的に増やすことや、外出中の意識のもっていきかたにもコツがあるのですが、当時の私を含め、ほとんどの人は知らないでしょう。

④マインドフルネス瞑想　⑤筆記開示　不安や焦燥感、落ち込みといった精神のコントロール法のなかでも、この二つは誰でも一人で実施でき、効果を感じやすいの

で、おすすめです。マインドフルネス瞑想は、ここ数年でわかりやすく、よい情報が出回るようになったので、ぜひ取り入れましょう。書籍はもちろん、You Tubeでも多数の情報が得られます。

「筆記開示」とは聞き慣れない用語だと思いますが、一言でいうと、何かネガティブな思考や感情が沸き上がってきたとき、それを残さずノートなどに書きまくる方法です。これも最近2〜3冊出版された、「弁証法的行動療法（DBT）」に出てくるストレス対処ツールの一つです。ご関心のある方はDBTのワークブックなどで学習するとよいでしょう。

よりオーソドックスな心理療法である「認知療法（CT）」や「認知行動療法（CBT）」は抗うつ薬と同等の抗うつ効果があることは研究で認められ、一部のメンタルクリニックでは保険でCBTを受けられるところもあります。私が学生時代だった時期にはまだ一般向けの邦訳書がなく、社会人になってからそうした本を手にしてみました。しかしポジティブな考え方に置き替えるというところが当時の私には難しかったうえに、例として挙げられていたものも納得感がなく、一人でワークを進めていくことができませんでした。

社会人で2度めのうつ状態を経験しましたが、このときは意欲低下とうつ気分が主で、学生時代のときのように激しい不安焦燥感はありませんでした。また不調期間もずっと短くて済んだのです。

この理由としては足かけ10年間、ベテランの臨床心理士のもとに通い、心理カウンセリングを受け続けたおかげだと思います。**しかしそこまでしなくても、筆記開示とマインドフルネス瞑想でだいぶ内面が落ちつきますし、①〜③も毎日併用すれば、ほとんどカウンセリングに通わずとも同等以上の成果を得られたのでは、と思います。**

ちなみに職場復帰に際して、通常の診療に戻る前の時期に毎日入院患者さんの「レクリエーション」に参加して、いっしょにビーチバレーや卓球、インディアカ（ラケットを使わず素手で巨大なシャトルを打つ、「なんちゃってバトミントン」のようなもの）を1時間ほど行なったのが、今から考えると適度な運動療法として精神の安定に役立ったと思います。患者さん相手のゆるい運動だとしても結構汗ばむし、自然な気分高揚があり、不安や憂うつ感から遠のくからです。

この復帰方式を指示したのが、ある先輩医師でした。当時はまだ精神への運動の効果は体系的に知られていませんでしたが、運動好きなその先輩の経験的な知恵だったのでしょう。

なお、⑥スピリチュアル、⑦アロマセラピーについては、当時はまだスピリチュアルな観点を知らず、たとえ知ったとしても「うそだ」と受けつけられなかったでしょう。そして本当に高品質な精油（エッセンシャルオイル）は脳に働きかけて気分や記憶力、認知力を改善しますが、当時はそんなことも知らなかったので「アロマで気分改善？気のせいでしょ」と、採用しなかったことでしょう。

今回の書籍は、こうした私自身の経験と、メンタル不調脱出のための試行錯誤でいきついた、メンタルセルフケアの組み合わせのうち、栄養、特に食事の改善法を詳しく取り上げて執筆したものです。かつての私と同様な苦しみの期間を経験している方々の、お役に立てれば本当にうれしいです。

2021年3月

ホリスティック精神科医 浜野ゆり

【参考図書】
『最強の栄養療法「オーソモレキュラー」入門』　溝口徹著　光文社新書
巻末に全国の分子整合栄養療法導入医療機関の一覧表があります。
『糖質制限で子どもが変わる！三島塾レシピ』　三島学著　江部康二監修　主婦の友社
『糖尿病が良くなるごちそうレシピ』　江部康二／高野邦子著　東洋経済新報社
『ハーバード医学教授が教える　健康の正解』　サンジブ・チョプラ／デビット・フィッシャー著、櫻井祐子訳　ダイヤモンド社
『ちょっとしたことでうまくいく　発達障害の人が上手に働くための本』　對馬陽一郎著　翔泳社

【お役立ちサイト】
オーソモレキュラー栄養医学研究所　https://www.orthomolecular.jp/
全国の分子整合栄養療法導入医療機関の検索もできます。
iHerb（アイハーブ）　https://jp.iherb.com/
サプリ通販サイト。サプリのほか、砂糖不使用のスイーツやナッツペーストなど、日本では入手しづ

らい食品もあり。

低糖質ライフ　https://teitositsu.stores.jp/

オーナー自身が1型糖尿病で、会社員定年後に糖質制限を通して社会貢献したいとの思いで開店。

みんなのパン　http://www.minnanopan.com/

徹底した低糖質ながら豊富な種類のパンあり。

堀田《ほりた》洋菓子店　https://www.mokichi-cake.com/

低糖質ながら本当に美味しいスイーツを追求しているパティシエのお店。

厚生労働省の「日本人の食事摂取基準（２０２０年版）」

https://www.mhlw.go.jp/content/10904750/000586553.pdf

浜野 ゆり（はまの ゆり）

「薬物療法第一」の標準医学に反対する精神科医。強度の人見知りなのに全寮制の大学に入ってしまい、うつ病になり 1 年間休学。薬物療法は効果なく、10 年間の心理カウンセリングでようやく回復。この体験から、もっと効率よく、時間もお金もかけずに自分でメンタル改善できる方法（栄養療法、スピリチュアル等）を模索し、最善の組み合わせをブログ、動画等で発信している。

ブログ「深層心理アートで自己ヒーリング ハート＆アート」
https://heart-art.jp/

食事と栄養で心の病が治るワケとコツ

2021年4月10日　初版第1刷発行

著　者　浜野ゆり
発行者　東口 敏郎
発行所　株式会社ＢＡＢジャパン
〒151-0073 東京都渋谷区笹塚1-30-11 4F・5F
TEL: 03-3469-0135　FAX: 03-3469-0162
URL: http://www.bab.co.jp/　E-mail: shop@bab.co.jp
郵便振替00140-7-116767
印刷・製本　中央精版印刷株式会社

ISBN978-4-8142-0381-9 C2077

イラスト　ときゆりか
デザイン　大口裕子

BOOK Collection

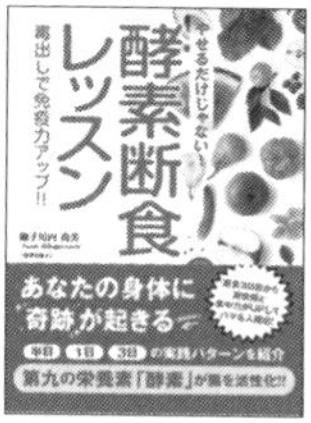

やせるだけじゃない!

酵素断食レッスン　毒出しで免疫力アップ!

第九の栄養素「酵素」が腸を活性化!　あなたの身体に奇跡が起きる!!　断食3日目から爽快感と集中力がUPしてハマる人続出!!　半日、1日、3日の実践パターンを紹介。酵素が体内で減ってしまうと、老化やアレルギー,生活習慣病の発症など、身体に悪影響を及ぼします。だから、いかに酵素を体内で温存させるか、また補うかが、健康・美容のカギにもなります。

●御子川内尚美 著　●A5判　●240頁　●本体1,500円+税

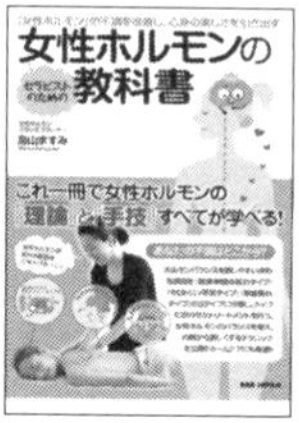

セラピストのための

女性ホルモンの教科書

現代の女性にとって今や欠かせないテーマとなった、女性のカラダをコントロールしている『女性ホルモン』。女性ホルモンが乱れる原因を『自律神経の乱れタイプ』『セロトニン不足タイプ』『卵巣疲れタイプ』の3タイプに分類。『女性ホルモン』の心理学的観点からみた『理論』と不調の原因タイプ別の『ボディートリートメント』&『フェイシャルの手技』やセルフケアを解説します。

●烏山ますみ 著　●A5判　●236頁　●本体1,500円+税

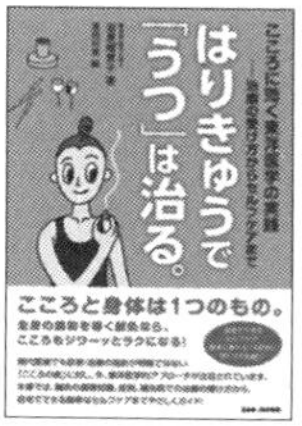

こころに効く東洋医学の実践 治療の受け方からセルフケアまで

はりきゅうで「うつ」は治る

現代医療でも診断・治療の指針が明確ではない「こころの病」に対し、今、東洋医学的アプローチが注目されています。本書では、鍼灸の基礎知識、症例、鍼灸院での治療の受け方から、自宅でできる簡単なセルフケアまでやさしくガイドします。身体に表れる14症状の東洋医学的な見方と改善方法も詳解します。

●岩泉瑠實子 著　●四六判　●208頁　●本体1,400円+税

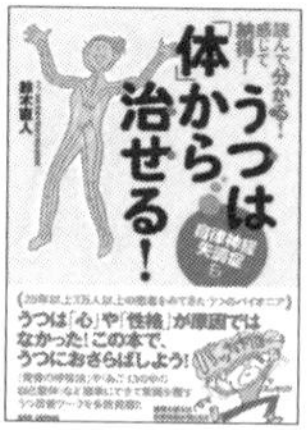

読んで分かる!感じて納得!

うつは「体」から治せる!

「背骨の呼吸法」や「あご・口の中の自己整体」など、簡単にできて常識を覆すうつ改善ワークを、25年以上3万人以上の患者をみてきたうつのパイオニアが多数紹介!　お医者さんで、「あなたのうつは性格が原因だ」と言われた方、薬を使わず、本気でうつ・自律神経を治したい方、サロンワークのための、うつ・自立神経失調症へのボディーケアアプローチ法を学びたい方などにオススメの本です。

●鈴木直人 著　●四六判　●240頁　●本体1,380円+税

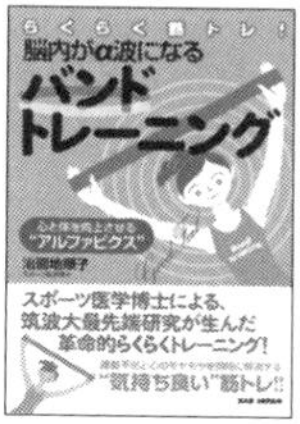

らくらく筋トレ!

脳内がα波になるバンドトレーニング

スポーツ医学博士による、筑波大最先端研究が生んだ革命的らくらくトレーニング!　運動不足と心のモヤモヤを同時に解消する"気持ち良い"筋トレ!!　"バンド1本"の奇跡。▶ゆっくり呼吸・動作で自然にα波になる"瞑想効果"!　▶自力ではできない動きができてしまう"補助効果"!　▶使いにくい筋肉を鍛えてくれる、ほど良い"負荷効果"!　▶"開く"動作が、気落ち良く心を晴らす"爽浄効果"!

●治面地順子 著　●四六判　●160頁　●本体1,400円+税